RECHERCHES

SUR LES

HYPERTROPHIES CARDIAQUES SECONDAIRES

PAR

Maurice LETULLE,
Docteur en médecine de la Faculté de Paris.
Interne lauréat des hôpitaux (accessit, 1876; médaille d'or, 1878),
Membre de la Société clinique,
Secrétaire de la Société anatomique.

PARIS
ASSELIN ET Cie LIBRAIRES-ÉDITEURS
Place de l'Ecole-de-Médecine.

1879

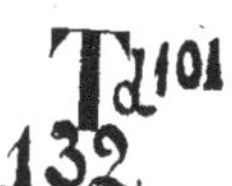

RECHERCHES

SUR LES

HYPERTROPHIES CARDIAQUES SECONDAIRES

RECHERCHES

SUR LES

HYPERTROPHIES CARDIAQUES

SECONDAIRES

PAR

Maurice LETULLE,

Docteur en médecine de la Faculté de Paris.
Interne lauréat des hôpitaux (accessit, 1876 ; médaille d'or, 1878),
Membre de la Société clinique,
Secrétaire de la Société anatomique.

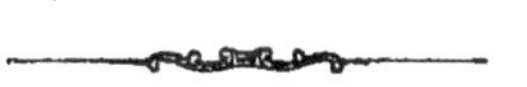

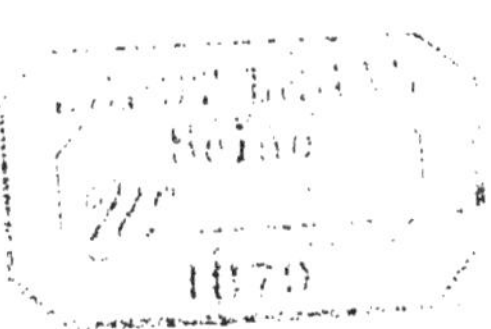

PARIS
ASSELIN ET Cie LIBRAIRES-ÉDITEURS
Place de l'Ecole-de-Médecine.

1879

A la mémoire

DE MON PÈRE

ET

DE MON ONCLE ALPHONSE LEBAS

A MON GRAND PÈRE

A MA MÈRE

A MON ONCLE MAURICE DE CHATILLON

A MES PARENTS

A MES AMIS

Letulle.

A M. LE PROFESSEUR VULPIAN

Mon premier maître.

A M. LE PROFESSEUR TRÉLAT

A M. LE PROFESSEUR PARROT

A M. LE PROFESSEUR PETER

A mon excellent maître et ami

M. DAMASCHINO

Professeur agrégé à la Faculté de médecine

A M. LE DOCTEUR GUENIOT

Professeur agrégé à la Faculté de médecine

(Internat, 1875).

A M. LE DOCTEUR CONSTANTIN PAUL

Professeur agrégé à la Faculté de médecine.

(Internat, 1878).

A M. LE Dr GOMBAULT

(Internat, 1877).

RECHERCHES

SUR LES

HYPERTROPHIES CARDIAQUES SECONDAIRES

PREMIÈRE PARTIE

APERÇU HISTORIQUE

Avant de pénétrer dans les détails du sujet que nous nous sommes proposé, il nous paraît absolument nécessaire de nous rendre un compte exact de l'état actuel de la science sur ce point. Nous passerons donc rapidement en revue les opinions des auteurs les plus compétents, et nous nous efforcerons ensuite de combler, quoique imparfaitement, les lacunes qui existent encore dans la connaissance déjà très-avancée cependant de cette vaste question : l'anatomie pathologique de l'hypertrophie cardiaque.

Or, et c'est là un détail curieux qui mérite d'être profondément médité, il n'est peut-être pas de terrain plus assidûment fouillé, de question qui ait été plus ardemment discutée que l'anatomie histologique de l'hypertrophie du cœur. Les difficultés, il faut bien le reconnaître, sont nombreuses, les causes d'erreur variées. Les dissidences les plus profondes semblent séparer aujourd'hui encore les observateurs. Cependant, avec les années, les questions en litige se sont élargies, nous espérons le démontrer bientôt ; l'étude de l'hypertrophie cardiaque est entrée dans une ère nouvelle.

Cette période actuelle de l'histoire des cardiopathies commence à peine. Comme les opinions les plus opposées sont encore officiellement en vigueur, défendues courageusement de part et d'autre, il est bon de rappeler brièvement les phases successivement parcourues par les différentes théories.

Si l'on embrasse d'un coup d'œil, l'ensemble des travaux produits sur les lésions caractéristiques de l'hypertrophie du cœur, depuis le jour où les premières recherches histologiques ont été entreprises jusqu'à l'époque actuelle, on peut établir l'existence de quatre théories. Ces quatre théories se sont partagé les nombreuses investigations publiées dans le monde scientifique :

Deux périodes assez distinctes se partagent le passé de cette page de l'histoire de l'hypertrophie :

Au début, les conclusions des observateurs étaient tranchées, absolues. Pour les uns, l'hypertrophie du cœur consisterait essentiellement en une *néoformation* de fibres musculaires, véritable *hyperplasie numérique*. Pour les autres, au contraire, il s'agirait d'un accroissement plus ou moins considérable du volume des faisceaux primitifs du myocarde, d'une hypernutrition, *hypertrophie vraie* des éléments contractiles.

Les deux théories se trouvaient créées de toutes pièces ; dans le premier camp se rangent Vogel, Henle, qui déclare sans hésitation que le volume des fibres musculaires ne change pas, et que la néoformation de fibres musculaires explique l'hypertrophie cardiaque. Hyrtl, Kölliker prêtent de leur côté à la théorie de l'hyperplasie numérique l'autorité de leurs travaux.

D'autre part, et sans tarder, les défenseurs de l'hypertrophie vraie, de l'hypernutrition des faisceaux musculaires, se succèdent non moins nombreux. Rokitansky, Bamberger, les premiers peut-être, prônent la théorie de l'augmentation de volume des faisceaux primitifs. Harting la défend ; Virchow ne la discute même pas. Robin constate que les faisceaux musculaires du cœur hypertrophiés sont incontestablement plus larges ; toutefois, cette augmentation de volume ne lui paraît pas suffisante pour expliquer toutes les lésions de l'hypertrophie.

Foerster (1) confirme par sa déclaration formelle les recherches qui démontrent l'accroissement de volume des faisceaux myocardiques. Un travail important de Hepp (2) paraît bientôt, apportant des chiffres comparatifs qui établissent la mensuration des fibres muscu-

(1) Ranvier et Cornil. Histologie path.

(2) Thèse inaugurale. Die Patholog. Veränderungen der Muskelfaser. Inaug. Dissert. Zurich, 1853.

laires saines et hypertrophiées. Pour cet auteur, le diamètre moyen des faisceaux primitifs du myocarde étant de 6 millièmes de millimètres (6 μ), un cœur hypertrophié mesurerait 26 μ. comme dimension moyenne de ses faisceaux primitifs. L'accroissement du volume se ferait donc dans le rapport de 1 à 4 (1).

Cependant, Zenker conteste la valeur de ces chiffres. Le cœur soi-disant sain pris par Hepp, comme terme de comparaison, aurait été « un cœur atteint d'atrophie sénile. » Aussi cet auteur si compétent, tout en acceptant que dans l'hypertrophie le diamètre des faisceaux musculaires augmente, estime que cet élargissement ne suffit pas pour expliquer l'énorme volume de certains cœurs. Zenker admet qu'une néoformation de faisceaux musculaires se produit en outre. En d'autres termes il accepte les deux théories en apparence opposées ; l'hypernutrition des faisceaux préexistants, et l'hypergenèse de nouveaux faisceaux dans la trame du myocarde.

La troisième théorie trouvait en Zenker un défenseur d'autant plus convaincu qu'il avait constaté d'ailleurs la régénération et la néoformation de fibres musculaires

(1) Les chiffres donnés par Hepp ont été reproduits par la plupart des auteurs qui ont traité de l'hypertrophie cardiaque. Malheureusement ces chiffres diffèrent un peu suivant les ouvrages où on les trouve cités. Nous relevons dans un travail des plus récents (Ziemssen. Handbuch der Speciellen path. und therap.), un article de Schrœtter sur l'hypertrophie où les recherches de Hepp sont citées de la façon suivante : « Hepp, qui admet comme épaisseur normale de la fibre 7 millièmes de « millimètre (7 μ), dit que dans l'hypertrophie du ventricule gauche, il « a trouvé 30 μ. (Band VI, p. 191.) » La proportion d'ailleurs est à peu près la même que celle que nous donnions plus haut.

dans la fièvre typhoïde. Les dualistes se révèlent : ils constatent l'hypernutrition musculaire, et ils acceptent en outre l'hyperplasie numérique. Une seconde période commence alors. Friedreich (1), sans avoir reconnu l'existence d'une hypernutrition aussi considérable que celle indiquée par les chiffres de Hepp, déclare qu'il se produit dans l'hypertrophie une augmentation de la nutrition et un accroissement du volume des fibres primitives. Mais il ajoute qu'il y a *peut-être aussi* une augmentation numérique de ces fibres. Niemeyer (2) adopte la même opinion et regarde également comme probable l'augmentation numérique non-seulement des *fibrilles* musculaires mais encore des faisceaux primitifs. (Hypernutrition, et hyperplasie numérique). En France la théorie mixte est accueillie favorablement, et les auteurs les plus récents Parrot, Potain et Rendu, Jaccoud, Straus se rangent, tout en faisant leurs réserves, dans le camp des *dualistes*. Néanmoins les hésitations sont encore grandes : M. Straus écrit (3) que « le problème n'est pas encore définitivement résolu, » et que « il y a là matière à de nouvelles recherches. »

Enfin Ranvier et Cornil (4) exposent en ces termes l'état actuel de nos connaissances sur ce point : « On ne sait pas encore si l'hypertrophie est due entièrement à une augmentation des fibres musculaires du cœur, ou à une néoformation de ces fibres. Cependant on n'y ob-

(1) Traité des maladies du cœur.
(2) Path. interne, t. I.
(3) Dict. Jaccoud. Art. *Muscles*, p. 272.
(4) Histol. pathol., p. 510, 1873.

serve *jamais les phénomènes du développement des fibres musculaires nouvelles*, de telle sorte que la première hypothèse est la plus probable. »

On le voit, l'hypothèse de l'hyperplasie numérique acceptée par le plus grand nombre des auteurs contemporains, est loin d'être démontrée. Au milieu de ces tendances si accentuées cependant vers la théorie des lésions mixtes, une voix dissidente s'est élevée tout à coup, menaçant de ruiner totalement toutes les hypothèses antérieures : Rindfleisch (1) rejette l'hypernutrition, répudie l'hyperplasie numérique, et après de longues recherches, il promulgue sa théorie nouvelle de l'hypertrophie du cœur. Cette théorie, qu'on pourrait décorer du nom de *théories des espaces*, consiste essentiellement en *une division partielle des fibres musculaires par traction.*

En sa qualité d'étrangère la nouvelle hypothèse de Rindfleisch demande à être expliquée; le plus simple est encore de laisser parler l'auteur lui-même. « Les fibres se bifurquent; on peut aussi dire qu'elles s'anastomosent par leurs bifurcations. En un mot, elles forment des réseaux ou des *membranes fenêtrées,* dont les lacunes allongées, espèces de fentes, ont des dimensions très-variables.

« Des lacunes fusiformes très-considérables alternent avec de *toutes petites fissures. Ces dernières peuvent être considérées comme existant dans le corps même de la fibre musculaire.* On les rencontre le plus souvent à l'endroit où une fibre un peu épaisse se bifurque, et *il ne me pa-*

(1) Histol. pathol., p. 244 (cité par Straus, loc. cit.).

raît nullement douteux que la traction exercée par la branche de bifurcation pendant la contraction ne favorise leur formation (1). »

Mille objections surgissent de toutes parts en présence d'une pareille théorie. Mais nous nous garderons bien de la discuter. Il nous suffira de l'avoir citée et d'ajouter, avec M. Straus (2) qui la rapporte, que si séduisante qu'elle paraisse en tant qu'hypothèse, elle est bien loin d'être démontrée.

Au milieu de tous ces dissentiments et de ces hésitations naissait une nouvelle opinion beaucoup plus large, beaucoup plus scientifique et à laquelle se sont rangés déjà plusieurs observateurs des plus distingués. Pour eux la conception des lésions de l'hypertrophie cardiaque ne doit pas se restreindre en se bornant à l'étude étroite de l'hypertrophie vraie ou de l'hyperplasie numérique des faisceaux primitifs du myocarde. Tout en acceptant plus ou moins franchement la première, ou même l'une et l'autre de ces deux lésions, la théorie récente recherche les différentes altérations qui, atteignant le cœur dans l'intimité de ses tissus, sont ainsi capables de contribuer à l'augmentation de sa masse totale. Partant de ce principe que toute hypertrophie cardiaque doit être jugée avant tout par le poids, l'observation s'efforce d'établir la part individuelle qui revient, dans cet acte morbide, à chacun des tissus, à chacun des éléments constitutifs du cœur.

(1) Schrœtter (in Ziemssen, Handbuch der speciellen, etc. Band VI) attribue à Weissmann l'idée de la segmentation longitudinale des fibres musculaires.

(2) Loc. cit.

Pour la théorie nouvelle, que l'on pourrait appeler (s'il était absolument nécessaire de lui donner un nom) la *théorie des lésions complexes*, l'hypertrophie de la fibre musculaire demeure toujours le phénomène essentiel, prédominant. Mais les altérations du tissu conjonctif interstitiel, les lésions de l'endocarde et du péricarde, des vaisseaux et des nerfs même doivent entrer en ligne de compte, et contribuent largement pour leur part à l'augmentation du *poids* et du *volume* du cœur dit hypertrophié.

Cette notion de la solidarité des parties constituantes du cœur n'est pas absolument neuve, on la trouve déjà ébauchée dans différents auteurs. Ce n'est pas à dire qu'elle soit explicitement formulée, mais on la devine un peu partout aujourd'hui dans les allusions et les remarques d'un certain nombre d'auteurs classiques. C'est ainsi que notre excellent maître M. le professeur Parrot (1), à l'occasion de l'anatomie pathologique de l'hypertrophie du cœur, passe en revue les diverses lésions signalées par les auteurs. Il note l'obésité cardiaque sous-épicardique et même interstitielle; il rappelle que Lee a décrit l'accroissement de volume des filets et des ganglions nerveux du cœur hypertrophié. Cloetta avait été « tellement frappé de l'accroissement dans la quantité du *tissu conjonctif interstitiel* qu'il s'était demandé si ce n'est pas à ce tissu plutôt qu'à l'augmentation de la masse charnue elle-même qu'il faut rapporter l'hypertrophie. »

(1) Dict. Dechambre, art. *Cœur*, t. XVIII, p. 441.

De même Cornil et Ranvier (1), en étudiant l'hypertrophie musculaire en général, déclarent qu'en outre de l'augmentation des faisceaux et même de leur néoformation, cette hypertrophie peut tenir encore à la production de tissu conjonctif ou de tissu adipeux, ou même au développement anormal des capillaires sanguins ou lymphatiques. Quant aux hypertrophies cardiaques, ces auteurs ont constamment noté un épaississement de l'endocarde qui doit entrer pour sa part dans l'induration des parois cardiaques.

En somme l'étude des hypertrophies du cœur paraît être dans une voie nouvelle depuis quelques années. Les nouvelles recherches attribuent aux lésions multiples et variées du cœur hypertrophié une importance qu'on leur avait à peu près complétement refusée jadis. D'autre part enfin la pathologie expérimentale est venue donner entre les mains de Zielonko (2), Zehetmayer, des résultats importants, tous concordant bien avec l'idée de l'existence de lésions complexes et diffuses.

Là se bornent les renseignements les plus importants pour l'étude que nous avons entreprise. Ils nous seront d'une grande utilité dans la route ardue que nous avons à parcourir. Grâce à eux nous connaissons les nombreux désidérata qui restent encore à combler.

Une division fondamentale, division dont l'importance clinique est acceptée par le plus grand nombre des observateurs, consiste à classer les hypertrophies

(1) Loc. cit., p. 475 et 510.

(2) Études anat. path. et expér. sur l'hypertrophie cardiaque. Arch. f. path. anat. und phys., t. LXII.

cardiaques en deux grands groupes : les hypertrophies primitives, c'est-à-dire indépendantes de toute lésion circulatoire, et les hypertrophies secondaires ou deutéropathiques, produites à la suite d'une altération quelconque des membranes du cœur, des artères, des poumons ou des reins. Quelle que soit en effet la cause originelle du surcroit de travail imposé au cœur hypertrophié secondairement, cette cause sera nécessairement un état pathologique permanent, souvent même progressif.

C'est de ces hypertrophies secondaires seules que nous nous occuperons dans les pages qui vont suivre. L'hypertrophie essentielle existe sans aucun doute, puisqu'elle est encore admise par un grand nombre d'observateurs; mais elle est rare. Nous n'avons pas eu l'occasion de constater un seul cas d'hypertrophie véritablement essentielle. Cependant nous avons examiné un certain nombre de cœurs de femmes récemment accouchées, cas dans lequel cette hypertrophie serait classique. Nous laisserons de côté, sans prétendre la combattre, l'hypertrophie primitive du cœur.

Les hypertrophies secondaires du cœur reconnaissent des origines variées sur lesquelles il ne nous appartient pas d'insister. Disons, toutefois, que trois conditions assez différentes peuvent se présenter : tantôt en effet le cœur s'est hypertrophié secondairement à une lésion de l'appareil circulatoire (endocarde, péricarde, myocarde, artères), tantôt au contraire l'hypertrophie se rattache à une affection pulmonaire ou enfin à une lésion rénale. Les cas ne sont pas toujours aussi nettement tranchés cependant, et des désordres complexes ne sont point rares, ceux par exemple où une artérite chronique plus ou moins généralisée se complique de lésions valvulaires et de sclérose rénale. Toutes ces variétés de cardiopathies secondaires, aussi bien les hypertrophies qu'on pourrait appeler circulatoires, que celles d'origine pulmonaire ou rénale, et surtout celles d'origine complexe, toutes doivent, nous espérons le démontrer, subir à un moment donné les atteintes d'une déchéance organique progressive qui engendrera des désordres incurables.

DEUXIÈME PARTIE

RECHERCHES ANATOMIQUES SUR LES HYPERTROPHIES SECONDAIRES.

CHAPITRE PREMIER

CONSIDÉRATIONS GÉNÉRALES

Si l'on veut bien considérer toutes les difficultés qui surgissent de toutes parts lorsqu'il s'agit d'apprécier le degré d'hypertrophie plus ou moins marquée d'un cœur même à l'examen macroscropique, on comprendra toutes les discussions et toutes les hésitations relevées précédemment.

En effet à l'autopsie d'un sujet, une saine appréciation de l'hypertrophie cardiaque n'est pas toujours chose facile. Aussi doit-on rigoureusement procéder aux diverses explorations recommandées par les auteurs, à savoir :

1° Etablir *le poids* de l'organe que l'on aura eu soin de sectionner aussi près que possible des orifices vasculaires (aorte, artère pulmonaire, veines caves, veines pulmonaires).

2° reconnaître les *dimensions* de l'organe en mesurant : d'une part sa plus grande longueur depuis le sommet jusqu'à la partie la plus élevée des oreillettes, et d'autre part la plus grande dimension transversale à la base des ventricules. Souvent même il est utile de prendre la circonférence des ventricules, soit à leur base soit à leur point le plus saillant. Ces indications, ces mesures ont cet immense avantage de permettre une appréciation assez exacte du volume du cœur.

3° Noter *l'épaisseur des parois* des 4 cavités du cœur. On comprend combien cette donnée aurait d'intérêt si l'on pouvait toujours comparer l'épaisseur des parois d'un cœur malade à celles d'un autre cœur sain ou malade. Malheureusement, au moment de la mort, le cœur, comme l'a bien montré M. Dechambre, s'arrête tantôt en systole, tantôt en diastole. Suivant le cas, les parois cardiaques seront plus ou moins épaisses.

Ce qui se passe pour le cœur normal se produit sans doute aussi pour les cœurs hypertrophiés. Il ne nous appartient pas de soulever ici la question de l'hypertrophie *concentrique* du cœur. Le procès a été vivement poursuivi par d'autres beaucoup plus autorisés. Nous nous contenterons seulement de dire que depuis plusieurs années nous avons cherché en vain un cas indéniable d'hypertrophie concentrique. Tout récemment encore, une observation dont on a pu examiner les pièces à la Société anatomique pourrait faire accepter au premier abord l'existence d'une hypertrophie concentrique du cœur.

Notre collègue et ami Déjerine (1) présentait un cœur de 270 grammes, considéré comme atteint d'hypertrophie concentrique sans lésions valvulaires, par ce fait que les parois du ventricule gauche avaient plus de 3 cent. d'épaisseur et que la cavité ventriculaire n'était plus représentée que par une fente. Le poids seul de l'organe répond contre une pareille assertion. Il est impossible d'admettre une hypertrophie du cœur sans augmentation de poids ; or 270 grammes constituent le poids moyen du cœur normal.

On nous pardonnera d'avoir insisté sur cette observation ; elle nous permettera d'arriver à cette conclusion acceptée par le plus grand nombre : l'appréciation exacte de l'hypertrophie cardiaque repose sur l'état comparatif du poids et du volume de l'organe, de l'épaisseur de ses parois auriculaires et ventriculaires, et au besoin même de la capacité de ses cavités.

Ces données générales admises, on comprendra comment il nous a été impossible de combler une lacune importante que nous signalerons dans l'examen histologique des cœurs hypertrophiés.

Deux points importants devaient en effet être éclairés, nous l'espérions du moins, par nos investigations ;

a), l'hypertrophie vraie, *hypernutrition cardiaque*, que nous recherchions après dissociation, où sur nos coupes après durcissement.

b), *L'hyperplasie numérique* des faisceaux primitifs que

(1) Soc. anat., 1878, p. 261. Hypertrophie concentrique du cœur sans lésions valvulaires, chez un jeune homme de 18 ans.

nous espérions constater sur des coupes embrassant l'épaisseur totale des différentes parois du cœur.

On pouvait accepter en effet que la numération méthodique des faisceaux primitifs sur une surface donnée nous aurait permis d'arriver à des résultats valables; Il n'en a rien été : mille causes d'erreur se sont bientôt montrées à nous. Nous nous sommes efforcé de les éviter. Pour ce qui est de l'hypernutrition musculaire, nous croyons nous être placé dans des conditions telles que, pratiquant nos mensurations suivant le même procédé pour les cœurs normaux ou hypertrophiés, les résultats doivent être légitimement comparables.

Voici en effet la technique que nous avons suivie. (1) Pour tous les cœurs soumis à notre examen, deux séries de recherches: les dissociations à l'état frais, puis le durcissement rapide. Même procédé de durcissement pour tous les fragments : alcool absolu, gomme, puis alcool. Coloration au picro-carminate d'ammoniaque. Les coupes ont été définitivement montées dans le baume de Canada.

Dans ces conditions, pour mesurer le diamètre des faisceaux primitifs du myocarde, il suffit de prendre successivement des faisceaux primitifs coupés transversalement et d'autres couchés plus ou moins horizontalement sur la coupe, et de ces derniers les plus facilement appréciables quant à leurs bords. Afin de pouvoir comparer les différentes mensurations, ne se

(1) Ces recherches ont été pratiquées au laboratoire d'histologie des hôpitaux, sous la direction de notre savant maître le Dr Grancher, et d'après les conseils de notre cher ami le Dr Balzer a qui nous adressons tous nos remercîments.

servir que d'un même grossissement (1): rechercher sur toutes les coupes les diamètres des faisceaux les plus volumineux. Afin d'éviter de prendre pour un gros faisceau primitif deux ou plusieurs faisceaux accolés en faisceau secondaire, nous n'avons jamais mesuré le diamètre d'un gros faisceau primitif qui, sur la coupe, ne montrait pas son noyau au centre ou à peu près au centre de la masse musculaire. De même pour échapper au danger de noter un diamètre erroné, nous avons évité de mesurer les faisceaux primitifs coupés plus ou moins obliquement par rapport à leur axe, ce dont on peut toujours se rendre compte en faisant varier le point.

Grâce à toutes les précautions que nous avons prises nos chiffres sont plutôt au-dessous qu'au-dessus des dimensions réelles. En tenant compte de l'âge des sujets, des conditions pathologiques au milieu desquelles la mort était survenue, nous avons pu réunir un grand nombre de faits concordants.

Entrons donc sans plus tarder dans notre sujet, et parcourons rapidement les différentes altérations du cœur dans les hypertrophies secondaires.

(1) Nous avons eu recours, pour tous les cas, à l'oculaire micrométrique, n° 2 avec l'objectif n° 7 de Vérick.

CHAPITRE II

LE TISSU MUSCULAIRE.

§ I. — *Le tissu musculaire à l'état normal.*

Toutes les causes d'erreur étant évitées, ou ce qui revient à peu près au même, étant acceptées, nous pouvons pénétrer dans le détail et rechercher les diverses modifications subies par les éléments constitutifs du cœur.

Tout d'abord c'est au tissu musculaire, à l'élément noble du cœur, que nous devons nous adresser. Comme il est de toute nécessité, ici plus que partout ailleurs, de bien connaître l'état normal pour juger de l'état pathologique, nous avons eu la curiosité de nous en rapporter aux auteurs. Or, ce n'est pas sans surprise que nous avons constaté que la question de l'histologie normale du myocarde est loin d'être résolue complétement.

Les faisceaux secondaires sont plus ou moins volumineux, sur ce point tout le monde est d'accord. Mais les faisceaux primitifs, les éléments constitutifs de cet organe actif et puissant qu'on appelle le cœur, les faisceaux primitifs, offrent des dimensions diversement appréciées suivant les anatomistes : c'est ainsi que, pour n'en citer que quelques-uns, Kölliker (1) estime que le

(1) Histologie humaine, p. 742.

diamètre des fibres musculaires du cœur varie de 9 μ à 22 μ (millièmes de millimètre). Le professeur Sappey (1) écrit que le diamètre moyen des faisceaux primitifs du cœur ne dépasse pas 20 μ.

M. Farabeuf (2) accepte les dimensions moyennes de 10 à 20 μ, tandis que M. Cardiat (3) donne comme épaisseur des faisceaux striés du cœur 60 μ, chiffre énorme; il ajoute que chez l'homme émacié, cette épaisseur peut descendre à 14 μ. Pour Hepp, dont nous avons relaté les travaux, le diamètre moyen des fibres du cœur serait de 6 à 7 μ.

Robin (4) est arrivé à des chiffres beaucoup plus considérables; pour cet auteur, les fibres les plus petites auraient 14 μ, les plus grosses 60 μ; il aurait même trouvé 90 à 95 μ dans un cas sur une femme morte du choléra. Nous ne pouvons nous empêcher de remarquer qu'on ne retrouve pas chez les autres auteurs des chiffres aussi élevés.

En prenant les dimensions extrêmes admises, et sans tenir compte de l'âge des sujets, nous voyons que les faisceaux primitifs du cœur pourraient offrir un *diamètre variable entre* 6 *et* 60 *millièmes de millimètre*; chiffres maximum et minimum. Toutefois, pour compléter nos renseignements, nous devons rappeler que d'après Robin, le volume des fibres des ventricules et des oreillettes n'est pas le même : Les fibres ventriculaires sont plus grosses. En outre les faisceaux primitifs sous-épi-

(1) Anat. descript.
(2) Leçons faites à l'Ecole de médecine, 1878.
(3) Leçons faites à l'Ecole, 1877.
(4) *Tissu musculaire*. Dict. encyclop.

cardiques sont plus volumineux que les faisceaux sous-endocardiques. — Ces variations régionales de volume sont importantes à noter, nous pourrons en tirer profit plus tard.

Malgré des recherches assidues, nous n'avons pas trouvé beaucoup de renseignements sur les modifications de volume imposées par l'âge aux faisceaux primitifs. C'est tout au plus si Frey (1) note en passant ce fait signalé par Harting que les faisceaux d'un cœur d'adulte ont acquis cinq fois au moins le volume des fibres du nouveau-né.

Robin (2) se contente de dire que les fibrilles musculaires du cœur, (cylindres primitifs) présentent, dès leur origine embryogénique, déjà le volume qu'elles conserveront toujours ou à peu près, et que c'est à leur *augmentation de nombre* et non à l'accroissement de leur *masse individuelle*, qu'est dû l'épaississement graduel des faisceaux striés du cœur (faisceaux primitifs).

D'ailleurs le volume de ces cylindres primitifs serait, d'après Robin de 1 μ pour le diamètre comme pour la largeur.

Les faisceaux primitifs contiennent dans leur épaisseur des *noyaux musculaires* dont la forme et les dimensions doivent être bien connues. Robin (3) n'accorde pas de description spéciale aux noyaux interfibrillaires du cœur. Ils seraient ovoïdes, très-irrégulièrement sphériques, plus souvent aplatis, grenus, avec ou sans nu-

(1) Histologie, p, 341.
(2) Loc. cit., p. 559.
(3) Loc. cit.

cléole. Leurs dimensions seraient 9 à 14 μ de longueur, sur 5 à 6 μ de large.

Ranvier (1) a démontré que le noyau est immédiatement circonscrit par une substance moins réfringente que lui. Cette substance envoie entre chaque cylindre primitif des cloisons qui se prolongent jusqu'à la surface du faisceau primitif.

Les faisceaux primitifs sont groupés en faisceaux secondaires qui en contiennent un nombre variable; pour Robin ce nombre varierait de 5 à 30. Les faisceaux primitifs y sont un peu déformés par pression réciproque, et leur rapprochement est tel qu'on ne voit entre eux que les plus fins capillaires. Les faisceaux secondaires sont séparés les uns des autres par de minces travée de tissu conjonctif où serpentent les vaisseaux sanguins et lymphatiques. — Ces cloisons de tissu conjonctif ne dépassent pas comme épaisseur 10 à 20 μ, c'est-à-dire l'épaisseur d'un faisceau primitif.

Enfin le groupement des faisceaux secondaires du cœur en faisceaux tertiaires est très-rare (Robin) ; on ne rencontre guère ces gros faisceaux que sur la surface extérieur du cœur, et à l'union de la couche commune des ventricules avec la couche propre à chacune des deux cavités ventriculaires.

Tels sont les détails les plus importants recueillis dans les auteurs sur l'anatomie histologique du tissu musculaire du cœur. Afin de pouvoir établir nos recherches sur des données normales, comparables aux cas pathologiques dont nous poursuivions l'examen, nous avons

(1) Technique, p. 542.

entrepris sur la structure des faisceaux striés du cœur quelques études que nous croyons devoir résumer ici même.

C'est sur les dimensions des faisceaux primitifs du cœur que nos investigations ont porté tout d'abord. De nombreuses causes d'erreur menaçaient de frapper de nullité nos mensurations. Il nous fallait trouver des cœurs normaux provenant de sujets morts très-rapidement ; une maladie aiguë, de si courte durée qu'elle soit, produit en effet sur le myocarde, et par suite sur les faisceaux primitifs le même amaigrissement que sur les autres muscles de l'organisme.

D'autre part l'âge du sujet constituait, à notre sens, une des données capitales du problème. Nous avons pu réunir de la sorte une série de cœurs normaux d'enfants nouveau-nés et plus âgés, d'adultes et de vieillards. Nous devons déclarer, pour ce qui est des vieillards, que nous avons impitoyablement rejeté tous les cœurs provenant d'individus atteints de lésions artérielles, rénales ou pulmonaires. Or, grande a été notre surprise en pesant les cœurs normaux de ces vieillards sains, de voir que leur poids moyen variait entre 290 et 300 grammes, c'est-à-dire ne dépassant pas la moyenne des cœurs normaux d'adulte. Si nous insistons sur cette apparente contradiction d'avoir rencontré chez les vieillards (hommes et femmes) des cœurs normaux de poids moyen, c'est qu'il est admis aujourd'hui comme une loi absolue que le cœur normal augmente de poids avec l'âge, et que le cœur d'un vieillard est plus lourd que celui d'un adulte. En d'autres termes, le cœur normal du vieillard serait toujours hypertrophié à un degré variable. Cette idée est entrée à un tel point dans la pratique courante, qu'à l'autopsie d'un vieillard, quand le cœur est peu volumineux, normal comme poids moyen, on parle presque toujours d'atrophie sénile. Les recherches si savantes et si consciencieuses de Bizot n'ont pas suffisamment tenu compte des altérations vasculaires si fréquentes chez les vieillards. Ainsi que Marey l'a démontré, l'hypertrophie dans les cas d'athérome généralisé s'explique surabondamment par le surcroît de travail imposé au myocarde, mais là l'hypertrophie n'est plus physiologique. Elle l'est si peu qu'elle devient parfois la cause de la mort, soit par asystolie, soit par hémorrhagie résultant des ondées brusques lancées par le cœur contre un parenchyme peu résistant irrigué par des artères malades (poumon, encéphale).

Nos quelques faits de cœur normaux chez des vieillards indemnes de toute lésion vasculaire ou rénale ne sont pas suffisants pour nous permettre de battre en brèche une loi universellement acceptée; aussi n'insisterons-nous que sur ce point : Nos mensurations ont porté sur des cœurs absolument normaux comme poids et comme structure aux différents âges de la vie.

Le tableau suivant résumera nos recherches :

DIAMÈTRE DES FAISCEAUX PRIMITIFS (1) (CŒURS NORMAUX)

	CŒUR DROIT.		CŒUR GAUCHE.	
Age.	Moyen.	Maximum.	Moyen.	Maximum.
Nouveau-nés (à terme).	3 à 4	6 à 7 (rares)	3 à 4	6 à 7
1 à 5 ans...........	6 à 9	12 à 15	9	18, 21 (rares)
8 à 12 ans...........	6, 9, 12	15 à 16	12, 15	18, 21
Adultes..............	15	18 à 21	15, 18	24, 27
Vieillards...........	15	21 à 24	15, 18	24, 30 (rares)

Nous n'avons pas donné, dans ce tableau comparatif, les diamètres minima : tout cœur normal, à n'importe quel âge, pouvant renfermer dans ses parois des faisceaux primitifs de 3 ou 6 μ.

Nous ferons remarquer que chez l'enfant les faisceaux musculaires présentent déjà dans leur diamètre des variations pouvant aller de 3 à 7 μ; cette variété de dimensions se retrouvera pendant toute la vie. D'autre part, au début de la vie extra-utérine, les faisceaux musculaires du cœur droit et du cœur gauche offrent les mêmes dimensions.

Dès la première année les faisceaux musculaires augmentent de volume, comme ils augmentent sans doute de nombre ; déjà des différences notables existent entre les deux cœurs, différences qui s'accuseront de plus en plus avec l'âge, surtout pour les dimensions maxima.

Les séries que nous avons tracées n'ont rien d'absolu ; ce sont surtout les séries de chiffres à peu près semblables qui nous ont guidé dans nos divisions. Le diamètre

(1) Dimensions évaluées en millièmes de millimètre (μ).

des faisceaux chez l'adulte et le vieillard nous a paru absolument semblable, sauf peut-être pour le maximum qui sur notre tableau semblerait favoriser l'âge avancé. Il est inutile de dire qu'entre nos chiffres moyens et les maxima, toutes les séries intermédiaires ont pu être rencontrées. Il serait aisé de mesurer sur un même cœur une série de faisceaux qui présenterait successivement tous les chiffres compris entre 6 μ. et 27 ou 30 μ.. Nous avons pensé prendre pour chaque âge les chiffres les plus fréquents comme moyenne, et nous avons inscrit avec soin les chiffres maxima trouvés.

Nous pourrions conclure de ce tableau que les faisceaux musculaires augmentent pendant l'enfance jusqu'à l'âge adulte. Dès lors, croyons-nous, jusqu'à la vieillesse, les vaisseaux primitifs n'augmentent plus de diamètre. Reste à savoir s'ils ne s'accroissent pas indéfiniment de nombre, pour causer *l'hypertrophie physiologique* de l'âge, qu'on admet si généralement aujourd'hui. C'est ce que nos recherches n'ont pu démontrer.

Quelques détails sur la structure du cœur nous ont paru mériter d'être mentionnés pendant ces recherches. Chez le nouveau-né, les faisceaux musculaires sont intimement accolés les uns aux autres, comme des fibres musculaires lisses, ils laissent à peine entre eux quelques espaces où se montre un tissu conjonctif finement fibrillaire dont nous nous occuperons plus loin.

La striation transversale des faisceaux est déjà très-nette, extrêmement déliée, mais très-reconnaissable, tandis que la striation longitudinale se laisse souvent deviner à peine, vaguement dessinée dans un grand nombre de faisceaux. Dès les premiers mois, les fibres cardiaques ont acquis leur aspect caractéristique et montrent souvent les raies d'Eberth très-accusées (glycérine, picro-carmin).

Les noyaux musculaires ont également attiré notre attention. Avec l'âge, leur volume se modifie, comme on pouvait s'y attendre. Toutefois, si nous nous en rapportons aux tableaux que nous avons dressés, certaines particularités frappantes mériteraient d'être signalées. Voici tout d'abord le tableau des dimensions des noyaux musculaires suivant les âges, où sont établies leur longueur et leur largeur approximatives :

DIMENSIONS DES NOYAUX MUSCULAIRES DU CŒUR (1).

	CŒUR DROIT.		CŒUR GAUCHE.
Nouveau-nés (à terme).	3, 4, 6	largeur	idem.
	5, 6, 7, 8	longueur	
1 à 5 ans...........	3, 6	largeur	4, 6, 10
	9, 12, 15	longueur	12, 15, 18
8 à 12 ans...........	3, 6, 9	largeur	6, 12
	6, 12, 18, 21	longueur	9, 15, 18, 21
Adultes..............	3, 5, 6, 9	largeur	6, 7, 9
	12, 15	longueur	12, 15
Vieillards...........	3, 6, 9	largeur	3, 6, 9
	9, 12	longueur	12, 16

Ces chiffres comparatifs nous prouvent que les noyaux musculaires s'accroissent avec l'âge, mais ils montrent aussi que cet accroissement se produit surtout dans l'enfance.

(1) Dimensions évaluées en millièmes de millimètre, comme précédemment.

Chez le nouveau-né nous avons souvent remarqué que les noyaux remplissaient presque complétement le diamètre du faisceau musculaire auquel ils appartenaient. Ovoïdes, souvent assez régulièrement sphériques (4μ/5 μ), ou même très-exactement sphériques (6μ/6 μ) dans les gros faisceaux, ces noyaux offrent une teinte rouge vif par suite de l'action du picro-carmin, teinte qui les rapproche comme aspect des noyaux du tissu conjonctif. A un faible grossissement les faisceaux musculaires munis de leurs noyaux apparaissent comme un tissu vasculaire rempli d'un grand nombre de noyaux embryonnaires.

Plus tard, les noyaux en grossissant restent souvent sphériques (10μ/12 μ), ou bien ils deviennent cylindroïdes et s'allongent énormément (6μ/18 μ). Les cœurs d'enfants de 1 à 2 ans nous ont montré très-fréquemment un aspect bilobé des noyaux musculaires, qui prenaient la forme de sabliers, absolument comme dans l'hypertrophie au début. Il nous a été même donné de voir sur ces cœurs normaux d'enfants jeunes ce que nous avions inutilement cherché dans les cœurs hypertrophiés, la présence dans un certain nombre de faisceaux primitifs de deux noyaux couchés bout à bout, et tellement rapprochés qu'ils semblaient se toucher par leurs extrémités. Ces deux noyaux paraissaient provenir de la segmentation d'un noyau primitif. Nous n'avons pu apercevoir leur nucléole. Ce détail n'en est pas moins important; nous nous garderons bien d'en tirer la moindre conclusion, les quelques exemples que nous avons vus étant très-rares, quoique caractéristiques.

Il est digne de remarque que c'est surtout vers le

moment de l'adolescence, à la fin de la seconde enfance que les noyaux musculaires nous ont paru souvent les plus gros et les plus longs.

Ce volume considérable des noyaux musculaires à cette époque semble indiquer un travail de nutrition active dans l'intimité de la musculature du cœur. Cette activité formatrice cesse à l'âge adulte, où la moyenne des dimensions des noyaux est moins considérable qu'à 12 ans. De même dans la vieillesse, les noyaux sont peu volumineux, argument nouveau en faveur de l'absence d'un travail hypernutritif du cœur chez le vieillard.

§ II. — *Le tissu musculaire dans les hypertrophies secondaires.*

Quelle que soit la cause de l'hypertrophie secondaire du cœur, du moment où l'accroissement de volume apparaît, les faisceaux primitifs vont passer, si la vie du sujet le permet, par deux périodes successives et bien distinctes. C'est ce que nous nous proposons de démontrer en nous appuyant sur nos recherches personnelles. Ces deux périodes évolueront, suivant les cas, plus ou moins vite, plus ou moins lentement : le tout dépendra des différentes conditions d'âge, de terrain, de lésions même, comme nous le verrons bientôt.

Ces deux degrés de l'hypertrophie qui méritent d'être étudiés séparément sont caractérisés de la façon suivante :

1° L'hypertrophie s'accuse par l'*hypernutrition* de la

substance musculaire, et peut-être (ce qu'il ne nous a pas été donné d'établir) par l'hyperplasie de faisceaux primitifs. Ce sont les lésions du début.

2° La *déchéance organique* du myocarde succède à son hypertrophie. De nouvelles altérations apparaissent progressives également, pour la plupart inévitables à un moment donné. Ces lésions appartiennent à une période plus avancée de la maladie. Elles conduisent fatalement à la mort.

Hypernutrition. — Que l'on accepte ou qu'on rejette l'hypothèse de l'accroissement normal du faisceau primitif transportée dans le domaine de l'hypertrophie pathologique, peu importe à notre avis; il suffit de savoir que l'hypernutrition pathologique existe à un moment très-rapproché du début des lésions, il faut la constater.

Nous n'insisterons donc pas sur la question de savoir à quelle époque présumée de la maladie les hypertrophies cardiaques secondaires doivent apparaître; nous passerons sous silence les discussions si spécieuses qui consistent à rechercher à quelle limite commence l'hypertrophie pathologique. Nous nous supposerons en présence d'un cœur hypertrophié secondairement à une lésion quelconque. Cette hypertrophie, providentielle ou non, est reconnue de par la balance; voyons les lésions qui la caractérisent.

Il nous paraît indiscutable que les faisceaux primitifs du cœur subissent, dans ces conditions, des modifications importantes. Mais il est non moins capital de reconnaître que l'hypernutrition, même à un degré assez avancé, *ne porte pas également* sur la totalité des faisceaux primitifs. Souvent en effet, on pourrait dire réglementairement, on trouvera sur les différentes coupes, à côté d'un ou de plusieurs faisceaux épaissis, plusieurs autres faisceaux primitifs dont les dimensions normales contrasteront avec le volume considérable des premiers.

L'hypertrophie atteint donc les fibres striées du cœur d'une manière irrégulière ; elle se dissémine dans l'étendue des régions astreintes à un travail exagéré par des obstacles plus ou moins éloignés.

Enfin cet accroissement de volume porte sur les faisceaux primitifs sans qu'on puisse reconnaître un ordre défini dans le processus de l'hypernutrition. Sans doute on serait en droit de croire que ce sont les faisceaux les plus rapprochés des vaisseaux importants d'une région donnée qui s'hypertrophient tout d'abord ; mais dans un point voisin de celui où l'ordre des lésions paraît tel, on ne retrouve plus le même aspect. Ailleurs il semblerait que dans un faisceau secondaire on aperçoit les faisceaux primitifs les plus excentriques hypertrophiés et les faisceaux du centre normaux, mais là encore le plus ordinairement il n'y a qu'une simple apparence, et il n'est pas rare de rencontrer contre le faisceau dont nous parlons un second faisceau secondaire, où les quelques faisceaux primitifs du centre sont seuls hypertrophiés.

En somme, dissémination de l'hypernutrition dans un département donné du cœur, mais dissémination irrégulière suivant une loi qui nous échappe ; tel est le principale caractère de l'hypertrophie cardiaque au début. En outre l'augmentation de volume ne frappe pas simultanément et à un même degré les faisceaux primitifs d'un ventricule ou d'une oreillette.

Les faisceaux primitifs s'accroissent plus ou moins vite, et sans qu'on puisse savoir pourquoi tel faisceau a déjà doublé de volume, tandis que les voisins les plus proches ne sont encore qu'à peine hypertrophiés. On ne saurait mettre en cause les procédés d'examens ni la technique histologique, non plus que l'état de constriction ou de relâchement du faisceau surpris par la mort. Il faut bien plutôt penser que les faisceaux primitifs augmentent de volume indépendamment les uns des autres. De même nous verrons plus loin que les dégénérescences qui viennent détruire le myocarde sont inégalement distribuées au milieu des tissus qu'elles atteignent. Peut-être est-ce dans l'énergie fonctionnelle des différents départements d'une même région que l'on pourrait trouver la cause de cette inégalité flagrante des désordres consécutifs. En tous cas, le fait existe, et il mérite d'être noté, car on retrouvera ces caractères jusqu'à la fin.

Puisque, seule l'appréciation mathématique du volume des faisceaux primitifs nous donne le degré de l'hypernutrition, voyons quelles modifications de volume ont subies ces faisceaux. On sait qu'au point de vue macroscopique, l'hypertrophie au début peut être partielle, limitée à l'étendue d'une ou plusieurs des cavités du cœur, ou bien au contraire se montrer d'emblée généralisée à toute l'épaisseur du cœur. De même l'examen histologique des cœurs hypertrophiés au début des lésions montre l'hypernutrition musculaire limitée à telle ou telle paroi cardiaque ou diffuse dans toutes les régions du myocarde.

Quel que soit le siége ou l'étendue de l'hypertrophie, les lésions se montrent partout les mêmes, sauf quelques variétés que nous verrons bientôt. Le volume de certains faisceaux primitifs s'est plus ou moins considérablement accru.

C'est ainsi qu'au lieu de trouver au plus grand nombre des faisceaux primitifs le diamètre normal et moyen 12 μ, 15 μ, 20 μ, on constate que certaines fibres ont 22 μ, 25 μ, 27 μ et même, quoique plus rarement 30 μ, chiffre énorme, exceptionnellement dépassé. Quelques cœurs considérablement hypertrophiés nous ont cependant offert un petit nombre de faisceaux primitifs qui atteignaient jusqu'à 31 ou 32 μ.

Il faudrait bien se garder de croire que ces chiffres très-élevés de 27 et 30 μ constituent, dans les parois d'un cœur hypertrophié, la grande majorité et par conséquent la moyenne des diamètres obtenus par la mensuration.

Dans la totalité des cas que nous avons pu observer, les fibres de 30 μ étaient toujours des plus rares; 27 μ constituaient le chiffre fort, et 24 ou 25 μ le chiffre moyen. Toutefois nous avons toujours été frappé de ce fait que pour obtenir le chiffre moyen représentant le diamètre des faisceaux primitifs hypertrophiés de tel ou tel cœur, il fallait tenir compte de la présence d'un nombre considérable des faisceaux primitifs peu volumineux en apparence, intercalés aux énormes faisceaux dont nous parlons. Aussi croyons-nous qu'il est de toute nécessité de procéder, pour les cœurs hypertrophiés, de la même façon que pour les cœurs normaux, et d'établir une moyenne, un chiffre maximum, et un chiffre minimum des diamètres obtenus, la moyenne correspondant au diamètre du plus grand nombre de faisceaux mesurés. De cette façon on arrivera à une donnée approximative des dimensions des éléments actifs du cœur. Parfois en effet le plus grand nombre des faisceaux primitifs d'un cœur légèrement hypertrophié présentera des dimensions relativement peu fortes (18 μ, 20 μ, 22 μ), mais la grande majorité des faisceaux primitifs au lieu d'offrir 15 à 18 μ, par exemple, atteindra 22 et 24 μ. En sorte que l'hypertrophie sera suffisament expliquée et mathématiquement appréciée, bien que le chiffre moyen soit en réalité à peine au-dessus des dimensions normales, ou même ne dépasse pas un degré réputé normal.

Ces recherches concordent avec les chiffres donnés par la plupart des auteurs : Hepp a noté 30 μ dans l'hypertrophie du ventricule gauche, et Friedreich a trouvé, comme moyenne de 10 mensurations, 25 μ, dans l'hypertrophie du ventricule gauche chez un ivrogne (1).

Ainsi s'impose l'utilité d'un grand nombre de mensurations faites sur une même coupe et répétées sur plusieurs coupes pratiquées dans divers points.

Elle permet en outre de noter les chiffres maxima et minima des faisceaux primitifs d'un cœur en voie d'hypertrophie. Chose remarquable, mais dont l'explication ressort des considérations qui précèdent, il est fréquent de rencontrer, au sein même des régions le plus ac-

(1) Schrœtter. Loc. cit.

crues de volume, un nombre quelquefois notable de petits faisceaux primitifs isolés, ou agglomérés dans les faisceaux secondaires. Ces faisceaux primitifs dont le diamètre peut descendre à 9 μ, 6 μ, 5 μ et même jusqu'à 3 μ sont parfaitement normaux. S'agit-il là de faisceaux musculaires primitifs en voie de développement? Ne serait-ce pas plutôt la surface de section des branches anastomotiques des faisceaux primitifs? Ranvier et Cornil (1) n'ont jamais rencontré dans les cœurs en voie d'hypertrophie de faisceaux primitifs en voie d'évolution et présentant l'aspect décrit par Bardeleben ; ce qui constitue, soit dit en passant, un argument puissant contre la théorie de l'hypergenèse dans l'hypertrophie du cœur.

Les petits faisceaux primitifs ne diffèrent aucunement des plus gros, leur siége n'offre rien de caractéristique ; toutefois il nous a semblé les rencontrer plus fréquemment à la périphérie des petits faisceaux secondaires. C'est surtout dans les parois du ventricule droit et de l'oreillette du même cœur que leur existence est le plus facilement constatable, en sorte qu'il nous paraît très-probable qu'il s'agit là de faisceaux primitifs peu volumineux.

Ce ne sont pas les seuls petits faisceaux que nous ayons rencontrés sur des cœurs hypertrophiés. A une époque plus avancée de la maladie, lorsque des désordres graves sont survenus dans la structure interne du cœur il est de règle de rencontrer un grand nombre de faisceaux primitifs petits, mais atrophiés manifestement, soit par

(1) Loc. cit.

la dégénérescence graisseuse, soit par suite de la myocardite interstitielle qui s'est développée autour d'eux. Nous verrons plus loin ces lésions, qu'il nous suffit d'avoir notées ici.

La *forme* des faisceaux primitifs est remarquable dans les premiers temps de l'hypertrophie. Si l'on accepte avec Robin que les faisceaux normaux offrent sur les coupes transversales une forme légèrement polygonale par suite de la pression réciproque exercée par les masses voisines, dans l'hypertrophie, les faisceaux volumineux ont une tendance générale à prendre une forme arrondie et même ovoïde, pour les plus gros faisceaux du moins. En effet, nous avons pu le plus ordinairement remarquer la forme régulièrement cylindrique des faisceaux moyennement hypertrophiés, de telle sorte qu'en mesurant leur surface de section suivant deux diamètres normalement perpendiculaires, nous obtenions 24, 25, 26 μ dans les deux sens. Souvent par contre les plus gros faisceaux qu'il nous était donné de mesurer présentaient 27/18 μ, 30/22 μ, c'est-à-dire une forme plus ou moins régulièrement oblongue.

Dans ces hypertrophies du début, on pourrait dire dans ces hypertrophies simples de la première période, les limites des faisceaux sont nettes et tranchées. Lorsque plusieurs volumineux faisceaux primitifs sont accolés, leurs bords sont très-appréciables si l'on prend soin de varier le point, quelque fort que soit le grossissement auquel on les examine. La structure fibrillaire de la masse charnue est visible et le noyau musculaire intrafasciculaire tranche au centre du faisceau par sa coloration rouge brun remarquable.

La *structure* du faisceau primitif hypertrophié n'offre donc de remarquable à cette période d'hypernutrition simple que le volume dudit faisceau. Quant à chercher dans l'aspect des cylindres primitifs la raison même de l'accroissement du volume, ce travail nous a paru impossible. S'il est vrai que les fibrilles primitives mesurent (Robin) 1 μ de diamètre sur les cœurs sains, nous croyons pouvoir affirmer que dans l'hypertrophie on n'y trouve aucune modification appréciable aux plus forts grossissements.

Les *noyaux* intra-musculaires des faisceaux primitifs présentent toutefois des déformations fréquentes qu'il est bon de signaler ici. Souvent, en effet, il nous est arrivé de rencontrer un grand nombre de faisceaux primitifs hypertrophiés à un degré plus ou moins considérable et dont les noyaux intra-fasciculaires, au lieu d'offrir une forme oblongue plus ou moins ovoïde, parfois cylindrique, étaient considérablement déformés, tantôt allongés, presque fusiformes, tantôt cylindroïdes, mais manifestement renflés en massue à leurs deux extrémités (V. fig. 1). Mais c'est principalement lorsque la coupe est transversale, que le noyau musculaire est souvent le mieux appréciable. Alors au lieu d'avoir une forme arrondie ou ovoïde, souvent le noyau apparaît irrégulier, anguleux, dentelé. L'aspect est des plus variables : ici il affecte une forme triangulaire assez régulière, là il est rameux, poussant dans l'épaisseur du faisceau primitif hypertrophié des prolongements fusiformes en nombre variable (V. fig. 2 et 5). Ailleurs les noyaux musculaires semblent comme boursouflés, tuméfiés, parfois on croirait voir des bourgeonnements se dessiner sur leur surface, rappelant ainsi l'aspect muriforme de certains noyaux néoplasiques.

Toutes ces modifications survenues dans la forme des noyaux musculaires indiquent manifestement l'existence d'un travail irritatif en rapport évident avec l'accroissement de volume du faisceau primitif lui-même. D'ailleurs les noyaux musculaires en se déformant ont augmenté de volume, eux aussi, et l'on peut noter des dimensions considérables. Les mensurations micrométriques ne peuvent donner le plus souvent leur volume réel, surtout lorsqu'il s'agit de noyaux rameux vus sur des coupes transversales. Cependant il n'est pas rare, sur ces coupes même, d'en compter un certain nombre qui atteignent jusqu'à 15 et 16 μ dans leur plus grande largeur. Leur volume paraît souvent d'autant plus considérable qu'ils se rencontrent au centre d'un faisceau primitif proportionnellement moins hypertrophié. Nous avons pu mesurer en effet des faisceaux primitifs qui, atteignant les chiffres de 24, de 26 μ et même 27 μ, étaient occupés à leur centre par des noyaux végétants et rameux, mesurant en largeur, 14 μ, 15 μ et 16 μ dans leur plus grand diamètre (sur 6 ou 7 μ dans leur plus petit), en somme dépassant notablement la moitié du diamètre du faisceau musculaire.

Nous verrons plus tard ce que deviennent ces noyaux musculaires lorsque surviennent les désorganisations profondes de la période ultime de la maladie.

Nous ne saurions trop insister sur ce fait capital, que nous n'avons jamais eu l'occasion de constater une multiplication manifeste des noyaux musculaires. Sans doute la forme bilobée dénote la tendance à la division par scissiparité, mais nous n'avons pas pu rencontrer un seul faisceau musculaire sur lequel on aperçût soit plusieurs petits noyaux musculaires accolés en série linéaire, soit une véritable et complète multiplication de la cellule musculaire. Ranvier et Cornil (1) ont d'ailleurs fait remarquer cette absence de multiplication de la cellule musculaire dans le développement normal des muscles. De même; à l'état pathologique, l'hypernutrition active qui atteint le faisceau musculaire primitif, tuméfie ce faisceau, déforme et grossit les noyaux; mais l'irritation ainsi produite ne va jamais jusqu'à la prolifération active, c'est-à-dire jusqu'aux lésions franchement inflammatoires, comme dans la myocardite parenchymateuse.

Les faisceaux primitifs sont constitués par de véritables cellules musculaires reliées bout à bout par un ciment inter-cellulaire, raies d'Eberth, dont l'existence est facilement décelée par l'acide chromique ou le nitrate d'argent, ou même plus simplement par le séjour prolongé dans la glycérine. Au début de l'hypertrophie on ne découvre aucune modification notable, aucun épaississement bien appréciable du ciment inter-cellulaire. Parfois cependant on aperçoit des faisceaux primitifs segmentés, et il est facile d'établir que les lignes de section passent exactement par les raies d'Eberth. Renaut et Landouzy ont démontré l'origine et la nature de ces segmentations du myocarde dans l'asystolie. A la première période de la maladie elles sont très-rares.

Telles sont les modifications de structure les plus re-

(1) Loc. cit.

marquables au début de l'hypertrophie musculaire. Toutes ces lésions, on ne saurait trop le répéter, appartiennent à la première phase de l'hypernutrition progressive du myocarde. Aucune d'elles, à notre sens, ne saurait se rattacher à l'hyperplasie numérique des faisceaux primitifs. Les petits faisceaux primitifs que nous avons représentés (fig. 2) sont des plus rares, et ne se montrent que sur les coupes transversales. Car sur les coupes longitudinales ceux qu'on aperçoit ne sont manifestement que des branches anastomotiques.

Quelques auteurs ont voulu tenir compte du changement *de direction* subi par les faisceaux primitifs hypertrophiés. Il est certain que la notion exacte de cette modification nouvelle pourrait être d'une grande utilité pour l'appréciation de certains désordres survenant dans le fonctionnement du cœur. Mais ce déplacement des faisceaux primitifs n'aurait de l'importance qu'au cas où des faisceaux nouveaux survenant par néoformation écraseraient ou déplaceraient les faisceaux anciens. Or, nous avons vu que l'hyperplasie numérique, si elle existe, est bien peu accentuée même au début de la maladie, à plus forte raison est-on en droit de croire que la déviation des faisceaux primitifs, si tant est qu'elle soit réelle, doit être bien minime, et en tout cas compensée par l'accroissement du volume de l'organe dont les parois s'élargissent en s'épaississant. Nous ne tiendrons donc, jusqu'à plus ample informé, que peu de compte de cette déviation des faisceaux dont la constatation nous a toujours paru extrêmement difficile, étant donné l'enchevêtrement inextricable des faisceaux cardiaques à l'état normal.

En résumé, au début de l'hypertrophie cardiaque secondaire les faisceaux primitifs s'accroissent irrégulièrement par suite d'une hypernutrition progressive qui frappe toute région cardiaque soumise à un excès de travail. Les noyaux musculaires se déforment et augmentent de volume. Nous verrons bientôt que le processus irritatif ne se localise pas spécialement aux fibres musculaires, mais qu'il porte sur la totalité des parties constituantes du myocarde, déterminant au milieu du tissu conjonctif des lésions qui deviendront plus tard la source de désordres irrémédiables.

Il arrive en effet une époque dans la vie d'un cœur hypertrophié, où l'organe épuisé par un travail excessif et incessant, ne rencontrant plus, d'autre part, dans le sang qui lui arrive les éléments d'une nutrition active, se trouve fatalement condamné aux désordres progressifs d'une mortification moléculaire dont la dégénérescence granulo-graisseuse n'est que l'expression grossière. Avant d'en arriver là, il faut bien le dire, souvent l'organisme tout entier aura été frappé par ces troubles fonctionnels graves, décrits par notre excellent maître M. le professeur Peter sous le nom d'asthénie cardio-vasculaire, et souvent le malade aura été enlevé avant que l'*asystolie vraie* ne soit survenue. Cependant, quelle que soit la nature des désordres qui vont causer la mort, il se produit un moment où les lésions de l'hypertrophie cardiaque se modifient, deviennent plus complexes. En un mot, la *période de déchéance organique* du cœur peut commencer à une époque plus ou moins reculée de la maladie, et cette époque, variable suivant la cause de la cardiopathie l'âge du sujet, offre à nos recherches des altérations du myocarde qui réclament une étude nouvelle.

Déchéance organique. — Nous ne nous occupons pour le moment que du tissu musculaire : Lorsque la fibre musculaire a vigoureusement lutté contre l'excès de tension du sang, et quand l'hypertrophie est arrivée à un degré qu'elle ne peut plus transgresser (nous avons vu que les fibres hypertrophiées ne dépassaient guère 30 à 32 μ.), elle peut demeurer dans cette phase de nutrition exagérée pendant un temps quelquefois très-long. Mais l'irritation qu'elle subit incessamment par le fait seul de son activité exagérée, jointe aux lésions irritatives qu'elle fait naître autour d'elle, tout concourt à la condamner à une nutrition bientôt viciée, et par là même insuffisante. Les capillaires qui entourent les faisceaux primitifs sont souvent écrasés par eux ; le tissu conjonctif au milieu duquel ils rampent s'épaissit, s'hypertrophie lui aussi, les espaces lymphatiques péri-vasculaires qui assuraient jadis de larges voies de dérivation aux produits si riches de la désassimilation musculaire, ces lymphatiques, espaces et vaissseaux, sont étroitement serrés par les faisceaux hypèrtrophiés et par la gangue conjonctive hyperplasiée. Il en résulte que le sang arrivant mal, et souvent déjà vicié par suite des troubles de l'hématose, stagnant dans les capillaires du cœur, nourrit mal un myocarde aussi défectueusement irrigué. La conséquence inévitable de ces troubles complexes, c'est la désorganisation du tissu musculaire, sa dénutrition progressive.

En effet, les faisceaux musculaires subissent une dé

chéance organique dont les sources sont nombreuses, et dont l'expression anatomo-pathologique peut être également assez variable. Nous croyons pouvoir établir que deux conditions différentes se présentent présidant aux lésions constatées : ou bien les faisceaux musculaires restent à peu près complétement à l'abri des lésions progressives du tissu conjonctif périfasciculaire, ce qui est exceptionnel ; ou bien au contraire l'irritation persistante de ce tissu conjonctif a donné naissance à la formation d'un tissu fibreux, qui enserre entre ses mailles les faisceaux musculaires, de la même façon que les cirrhoses hépatiques écrasent les cellules du foie. Dans ce dernier cas, les lésions sont tout autres.

Lorsque, grâce à une influence plus ou moins obscure, les faisceaux primitifs dégénèrent sans être étouffés par la myocardite interstitielle, on peut étudier facilement les altérations profondes qui les envahissent. Les faisceaux sont dans certaines régions frappés de *dégénérescence graisseuse* ; de sorte qu'il est impossible de dire si, dans un cœur hypertrophié arrivé à la période de déchéance organique, ce sont les plus gros ou les plus petits faisceaux primitifs qui sont atteints de préférence. Il va sans dire que cette dégénérescence graisseuse n'a rien de normal. Sans doute on ne saurait douter que la surcharge graisseuse ne soit souvent, comme la dégénérescence granuleuse parfaitement physiologique dans les faisceaux primitifs du cœur de l'homme (1) ; mais cette dégénérescence graisseuse normale du cœur est caractérisée, si nous nous

(1) Ranvier. Leçons in Progrès médical, 1878.

en rapportons à nos propres recherches, par la présence de quelques rares granulations brillantes accolées aux noyaux musculaires, et visibles seulement lorsque les fibres se présentent couchées sur le champ de la préparation. Toute autre est la dégénérescence graisseuse constatée dans l'hypertrophie : les fibrilles musculaires ont perdu leur striation longitudinale et transversale, la chair musculaire est pâlie ; on voit que sa consistance est amoindrie. Ce ne sont plus des granulations graisseuses perdues dans les faisceaux primitifs ; il s'agit bien plutôt de fragments plus ou moins considérables de cylindres primitifs en voie de dégénérescence dans un point, tandis que dans le voisinage, des masses graisseuses isolées indiquent la nature de la lésion précédente. Doit-on vraiment appeler dégénérescence graisseuse au sens exact du mot, ces lésions isolées en blocs plus ou moins volumineux ? La disparition de la striation transversale et longitudinale, la coloration jaune clair de ces points dégénérés, l'absence de fragmentation et de cassures à ce niveau, tout permet de supposer qu'il s'agit là d'une dégénérescence graisseuse diffuse du faisceau primitif.

Nous avons pu souvent remarquer que cette dégénérescence du faisceau se produit aussi bien entre les noyaux musculaires que dans leur entourage ; en sorte qu'il n'est pas rare d'apercevoir un ou plusieurs faisceaux dégénérés en masse conservant encore leurs noyaux musculaires volumineux isolés, et dans leur voisinage, souvent même accolés à eux, des faisceaux encore parfaitement striés mais granulo-graisseux à leur centre autour du noyau intra-fasciculaire.

C'est principalement sur les coupes sectionnant transversalement quelques faisceaux dégénérés que l'aspect est le plus remarquable. A un faible grossissement, on voit au milieu de faisceaux plus ou moins régulièrement cylindriques, un nombre variable de points brillants qui paraissent au premier abord être des orifices de capillaires. Mais à un plus fort grossissement on reconnaît sans peine que ces taches brillantes ne sont autre chose que des faisceaux primitifs au centre desquels la substance musculaire a disparu. Lorsque la lésion est encore peu avancée, ce n'est que dans la partie la plus centrale du faisceau que les fibrilles musculaires n'existent plus, et la perte de substance contractile se produit irrégulièrement. Les fibrilles musculaires qui entourent la graisse sont pâles mais encore reconnaissables. A un degré plus avancé, la substance musculaire du faisceau fait place à la graisse et il arrive un moment où le muscle n'est plus représenté dans le faisceau que par une couronne plus ou moins mince occupant le bord du faisceau. Parfois même les lésions sont avancées à ce point qu'il ne reste plus que quelques blocs de substance contractile à peine reconnaissable à sa coloration et à son aspect grenu, tout le reste du faisceau étant envahi par la dégénérescence graisseuse. Dans ces conditions le faisceau est devenu très-friable et il se brise fréquemment. Pendant ce temps les noyaux musculaires résistent plus ou moins complétement. La dégénérescence graisseuse les entoure, les isole souvent au milieu de la substance du faisceau primitif ; ils apparaissent alors facilement reconnaissables à leur teinte brun sombre (picro-carminate d'am.) et montrant pour ainsi dire disséqués par la graisse leurs prolongements rameux. (h. fig. 3.) Ils peuvent même persister sur les coupes au centre des faisceaux musculaires presque totalement dégénérés, et on les reconnaît sans peine à leur coloration et à leur forme irrégulière et rameuse. Nous croyons ne point devoir insister plus longuement sur la dégénérescence graisseuse des faisceaux primitifs.

Les lésions des faisceaux musculaires non envahis par la sclérose, mais altérés par les désordres progressifs de la cachexie cardiaque, ne consistent pas uniquement dans cette dégénérescence graisseuse. Nous avons maintes fois rencontré sur nos coupes la lésion décrite par Renaut et Landouzy (1) et rattachée par ces auteurs à la segmentation des faisceaux primitifs suivant les raies scalariformes d'Eberth. Par suite de la dissolution du ciment intercellulaire, les faisceaux primitifs soudés bout à bout se séparent en divers points, en sorte que l'on peut voir, sur le trajet d'un faisceau primitif normal ou à peu près, une raie oblique ou irrégulière au niveau de laquelle il semble avoir été cassé. Cette dissociation des cellules musculaires du cœur se rencontre également, disons-le de suite, dans les régions envahies par la cirrhose interstitielle diffuse des cœurs hypertrophiés, ainsi que Renaut l'a déjà noté (2). Ce savant observateur fournit (3) sur le mécanisme de cette

(1) Soc. de biologie, 1877.

(2, 3) Pitres. Hypertrophies cardiaques. Th. agrég., 1877, p. 100.

fragmentation transversale des faisceaux primitifs une explication pathogénique que nous croyons pouvoir rappeler ici : Il pense que par suite de la stase persistante de la circulation intime des parois du cœur, un œdème permanent et prolongé du cœur s'établit, en tout comparable aux œdèmes périphériques ou viscéraux concomitants. Le cœur ne pouvant se débarrasser des déchets organiques, produits des contractions, les faisceaux se trouvent en contact avec un acide libre, l'*acide sarcolactique* qui pourrait peut-être agir sur le ciment des traits scalariformes d'Eberth, à la façon de l'acide chlorhydrique ou formique qui le dissolvent si facilement sur les préparations, et concourir pour sa part à la dissolution du ciment des faisceaux musculaires encore vivants.

Cette hypothèse ingénieuse nous paraît parfaitement acceptable, aussi nous empressons-nous de la consigner.

Rappelons encore que l'altération décrite par Rindfleisch sous le nom de *division partielle des fibres musculaires par traction* devrait entrer dans notre description actuelle. Malheureusement, malgré nos recherches les plus assidues nous n'avons pu constater une seule fois cet aspect si remarquable, au dire de l'auteur, des faisceaux primitifs hypertrophiés. Il nous a semblé toujours que les fentes aperçues par nous dans l'épaisseur des faisceaux primitifs étaient le point de départ de branches anastomotiques plus ou moins minces. Parfois cependant il nous est arrivé de rencontrer (i, fig. 4) une division d'un faisceau primitif tellement profonde qu'elle semblait partir du noyau lui-même et qu'elle paraissait séparer ce faisceau en deux fragments longitudinaux plus ou moins inégaux. Rindfleisch a le tort de ne fournir aucune indication au sujet des corrélations possibles de ses fentes fasciculaires avec les noyaux musculaires. Cet observateur se contente de noter (1) que les cellules ainsi fendues sont pourvues de 1, 2 ou plusieurs noyaux. Pour nos quelques faisceaux fendus longitudinalement, il nous a semblé que l'explication en était simple. Il s'agit là probablement d'une bifurcation anastomotique d'un faisceau volumineux faite profondément ou plus simplement exagérée par suite du mode de préparation de la coupe. Faut-il y voir avec Weissmann une segmentation longitudinale des fibres musculaires? Quoi qu'il en soit, cet aspect est des plus rares, ou du moins nous ne l'avons qu'exceptionnellement rencontré. Il y a loin de là à en faire, comme Rindfleisch, l'unique lésion de l'hypertrophie.

Si telles sont les altérations subies, dans des proportions variables suivant les points malades, par les faisceaux musculaires frappés de déchéance organique en dehors de toute lésion du squelette conjonctif du cœur, il ne faut pas croire que dans les régions envahies par la cirrhose diffuse interstitielle, le muscle soit atteint de la même façon. Or, cette sclérose chronique du cœur est, à notre avis, tellement fréquente dans l'hypertrophie du cœur, qu'elle doit toujours être recherchée avec le plus grand soin. Elle joue dans la marche des lésions un rôle si important qu'on doit en tenir compte.

En effet, là où la cirrhose cardiaque s'est développée, quelle que soit son origine, son point de départ, tou-

(1) V. Schœtter, Krankheiten des Herzfleisches, loc. cit.

jours elle retentit sur les faisceaux primitifs voisins et les altère. Quelles sont donc les altérations produites sur le muscle cardiaque par la cirrhose?

Ces altérations, progressives comme l'hyperplasie conjonctive qui les cause, consistent essentiellement en une atrophie compliquée ou non de stéatose fasciculaire. Mais cette atrophie offre un aspect très-différent suivant que la cirrhose isole les faisceaux primitifs en les dissociant un à un, ou bien au contraire suivant qu'elle forme des îlots de quelques-uns de ces faisceaux qu'elle réunit. Lorsque le tissu fibreux a séparé les faisceaux primitifs d'une région en les groupant en îlots de 2, 3 ou 4 faisceaux, il n'est pas rare de constater, sur les coupes transversales bien fines, que, dans les blocs de substance musculaire ainsi disséminés au milieu de la cirrhose périphérique, les faisceaux semblent se fusionner, et perdre leur indépendance. En effet, fréquemment alors les bords des faisceaux primitifs ainsi agglomérés s'atténuent, deviennent insensibles, et le faisceau primitif unique qui en résulte paraît irrégulier, volumineux. Il est possible assez souvent de reconnaître l'origine de ces gros blocs de substance musculaire, soit en constatant la présence de plusieurs noyaux dans la profondeur de la coupe transversale, soit, comme nous l'avons noté (i, fig. 3), grâce à l'existence de plusieurs foyers de dégénérescence graisseuse changeant l'aspect du centre même de chacun des faisceaux primitifs accolés et confondus en apparence. On évitera ainsi l'erreur de croire à l'existence d'une hypertrophie musculaire encore considérable au milieu d'une sclérose avancée; remarquons que le volume réel des faisceaux soudés serait bien moindre que celui d'un nombre égal de faisceaux normaux.

Si les faisceaux sont isolés séparément, ce qui arrive très-fréquemment, l'atrophie progressive est la règle. Le plus ordinairement cette atrophie s'accompagne de dégénérescence graisseuse centrale. Il en résulte un aspect remarquable des coupes qui paraissent criblées d'orifices irréguliers ovoïdes ou cylindriques, bordés d'un cercle de substance musculaire en voie de dégénérescence, tranchant par sa coloration jaune clair sur la teinte rose vif du tissu fibreux environnant. Lorsque l'atrophie des faisceaux isolés ne se complique pas de dégénérescence graisseuse, le faisceau musculaire petit, muni de son noyau plus ou moins visible également atrophié, offre une teinte jaune sombre et un aspect granuleux souvent très-appréciables, même sur les coupes transversales. La substance musculaire paraît subir alors une dégénérescence granulo-pigmentaire progressive, par suite de laquelle le faisceau musculaire doit disparaître. Le noyau intrafasciculaire peut persister encore plus ou moins longtemps, et conserver par exemple un diamètre de 6 μ au milieu d'un faisceau à peine plus volumineux et en voie d'atrophie. Les coupes les plus favorables sont précisément celles qui présentent (v. fig. 4) les faisceaux musculaires parallèles ou à peu près au plan de section. Alors la cirrhose apparaît sous formes de traînées fibreuses que nous étudierons bientôt en détail, et les fibres musculaires viennent se perdre au milieu des tractus fibreux.

C'est dans ces conditions qu'on peut invoquer l'immobilité complète d'un grand nombre de faisceaux enserrés par le tissu de nouvelle formation : nouvelle cause de déchéance organique pour le cœur qui ne fonctionnera plus bien et pour la fibre musculaire elle-même entravée dans sa fonction. L'immobilité équivaut pour elle à la mort et accélère l'atrophie de sa substance et sa désintégration moléculaire.

Nous pouvons expliquer de la sorte un détail qui nous avait frappé, le suivant : nous avions remarqué que l'atrophie progressive des faisceaux musculaires englobés dans la sclérose ne passait pas par transitions insensibles jusqu'à la fonte moléculaire qui ne laisse plus que quelques fragments granuleux de substance contractile perdus le long des travées fibreuses.

Les faisceaux musculaires altérés mais reconnaissables, pâlis, graisseux, munis encore de leurs noyaux, présentent encore, en pleine cirrhose, un diamètre assez notable (12, 9, 7, 6 μ même). Mais au-dessous de ce diamètre de 6 μ que nous avons d'ailleurs rarement constatée, la fibre musculaire a disparu. Ce qui nous prouve que les faisceaux primitifs ne peuvent subir l'atrophie progressive que jusqu'à une certaine limite évaluée par nous de 6 à 8 μ, au delà de laquelle le faisceau se résout en fragments qui sont résorbés plus ou moins lentement par les lymphatiques.

Au milieu des plaques scléreuses en îlots, les faisceaux musculaires ont disparu dans une étendue quelquefois considérable, on n'en trouve plus que des traces parfaitement reconnaissables à un fort grossissement. En effet en variant un peu l'intensité de la lumière, on aperçoit sur les coupes des îlots de substance granuleuse, jaunâtre et brillante comme le muscle, couchés au milieu de la cirrhose suivant une direction générale qui rappelle manifestement celle des faisceaux primitifs voisins non atrophiés. Ces îlots de substance musculaire consistent en une série linéaire de masses granuleuses et probablement graisseuses, car elles ont un reflet noirâtre par places, au niveau desquelles toute striation longitudinale et transversale a définitivement disparu.

Il n'y a plus de noyaux intrafasciculaires pour indiquer la nature vraiment musculaire de ces îlots, mais leur coloration, leur groupement et leur direction suffisent amplement (f. fig. 4). — En certains points toute trace même des plus minimes de la présence des faisceaux musculaires fait totalement défaut. On n'aperçoit plus dans ce cas que des tractus du tissu fibreux très-riches en noyaux. Que sont devenus les noyaux musculaires des fibres dégénérées? nous avons remarqué la disposition fréquente offerte par les noyaux dans les bandes de sclérose ; souvent en effet, ils se suivent en séries linéaires dont un grand nombre sont parallèles aux faisceaux primitifs voisins. Il est possible que les noyaux musculaires persistent et deviennent noyaux du tissu fibreux.

Toutefois cette hypothèse ne nous paraît guère admissible, eu égard au mécanisme de la disparition des faisceaux musculaires détruits par la cirrhose. Il se produit une vraie mortification de l'élément contractile ; sa dégénérescence graisseuse, sa fragmentation en îlots le prouvent surabondamment ; le noyau doit donc disparaître comme la cellule musculaire dont il formait partie intégrante.

Nous ne saurions trop insister, en terminant, sur la

dissémination des lésions dans le cœur hypertrophié. Les faisceaux atrophiés et hypertrophiés sont souvent rapprochés sur la même préparation, et l'on peut trouver, à côté des fibres musculaires normales, des faisceaux graisseux profondément altérés. On peut donc suivre pas à pas, sur le même cœur, les lésions musculaires depuis leur origine, l'hypernutrition, jusqu'aux transformations les plus graves (atrophie, dégénérescence granulo-graisseuse, segmentation des raies d'Eberth, fragmentation moléculaire).

L'asystolie, au vrai sens du mot, est donc la terminaison ultime de ce processus pathologique. Nous reviendrons plus loin sur ce détail et nous en tirerons un argument au profit de nos conclusions.

CHAPITRE III

LE TISSU CONJONCTIF

§ I. — *Le tissu conjonctif à l'état normal.*

Les faisceaux primitifs du cœur dépourvus, comme Robin l'a montré, de sarcolemme se trouvent par là même en contact immédiat avec le tissu cellulaire lâche qui forme la trame lamelleuse destinée d'une part à soutenir les fibres musculaires disposées en faisceaux secondaires, et d'autre part à diriger les vaisseaux sanguins et lymphatiques ainsi que les filets nerveux qui doivent assurer la vitalité et le fonctionnement du myocarde. Ce tissu conjonctif ainsi réparti dans toute l'étendue des parois cardiaques joue donc un rôle important dans la structure du cœur. Il faut remarquer qu'il n'y est pas uniformément distribué. Frappé des différences considérables qui existent suivant les régions nous avons cherché dans les auteurs quelques renseignements.

M. Sappey (1) se contente de noter que le tissu conjonctif n'existe qu'à l'état de vestige dans l'épaisseur des parois auriculaires et ventriculaires, mais qu'il est cependant assez abondant au-dessous du péricarde et sur tout le trajet des vaisseaux sanguins.

Kölliker (2) qui refuse aux faisceaux primitifs le groupement en faisceaux secondaires, dit qu'ils sont séparés seulement par un peu de tissu conjonctif et partout serrés les uns contre les autres. Il reconnaît cependant l'existence d'une couche cellulo-élastique sous l'endocarde, et considère cette lame de tissu sous-séreux lâche comme destiné à unir le tissu musculaire à l'endocarde proprement dit.

Frey (3) écrit également que les masses de fibres musculaires sont étroitement serrées et reliées entre elles par un tissu conjonctif peu abondant.

Robin (4) entre dans une description plus circon-

(1) Anat. descript., t. II.
(2) Loc. cit., p. 743 et suiv.
(3) Loc. cit., p. 486.
(4) Loc. cit.

stanciée. Cet auteur fait ressortir l'importance des détails de structure du péricarde et de l'endocarde qui sont doublés, en tant que séreuses, par une couche cellulo-élastique destinée à remplacer le sarcolemme des faisceaux primitifs. Il montre ensuite que les quelques faisceaux tertiaires, formés dans les parois de chaque ventricule à la jonction de la couche commune avec la couche circulaire, sont séparés les uns des autres par des cloisons de tissu conjonctif très-vasculaire, épaisses de 50 à 80 μ. Quant aux faisceaux secondaires de la totalité du cœur, ils ne limitent entre eux que des espaces peu étendus, 10 à 20 μ en moyenne, où l'on aperçoit les mailles du tissu conjonctif périfasciculaire avec les vaisseaux et les capillaires qu'il est destiné à soutenir.

Pelvet (1) donne une idée générale très-exacte du tissu conjonctif du cœur en écrivant qu'il « faut se représenter les faisceaux musculaires séparés par une trame conjonctive qui s'étend entre les deux séreuses avec lesquelles elle est en connexion intime. C'est entre les mailles de ce réseau qne se trouve l'élément musculaire. » Malheureusement cet auteur admet que les faisceaux primitifs sont entourés d'un sarcolemme, en sorte que ses descriptions ultérieures se trouvent entachées de faits discutables sinon d'erreurs.

En envisageant dans la totalité de son étendue le tissu conjonctif du cœur, nous voyons donc en effet qu'il forme deux vastes surfaces séreuses séparées et réunies à la fois par le myocarde. Au-dessous du péricarde le tissu cellulaire constitue une membrane lâche, souvent

(1) Anévrysme du cœur. Th. Paris, 1867.

envahie par la stéatose dans les hypertrophies chroniques du cœur. Au-dessous de l'endocarde le tissu conjonctif est plus dense, il peut faire presque complétement défaut sur certains points (Kolliker), par exemple sur les cordages tendineux, ou acquérir une minceur extrême sur les trabécules du ventricule droit et sur les muscles pectinés des oreillettes. Par contre le tissu conjonctif du cœur prend une importance considérable dans deux régions situées sur la cloison qui sépare les deux cœurs et divise les cavités endocardiques : Ces deux régions sont : 1° le septum membraneux signalé par Peacock et remarquablement décrit par Pelvet (1), dont l'étendue et les rapports sont variables à la base de la paroi interventriculaire; 2° la paroi inter-auriculaire dans une étendue plus ou moins considérable correspondant à l'adossement des replis qui limitent le trou de Botal.

Si l'on tient compte du rôle capital dévolu au tissu cellulaire qui assure la route suivie par les vaisseaux et les nerfs dans l'épaisseur du cœur, si l'on se rappelle que ce tissu conjonctif si mince représente l'origine des voies lymphatiques de l'organe, on comprendra tout l'intérêt qui s'attache à son étude, au point de vue des désordres qu'il subit dans les hypertrophies cardiaques.

Entre ces deux vastes surfaces conjonctivo-élastiques et par conséquent lymphatiques dont nous parlions plus haut, se ramifient en s'enchevêtrant dans un lacis presque inextricable les faisceaux musculaires primitifs.

(1) Loc. cit., p. 49.

Les travées conjonctives formées dans l'épaisseur même du myocarde sont de trois ordres, croyons-nous.

a. — Les *grandes travées* évaluées par Robin à 50 ou 80 μ, transportant en plein myocarde les vaisseaux artériels accompagnés plus ou moins régulièrement par des filets nerveux et par une ou plusieurs veinules, en sorte qu'on pourrait rapprocher ces grandes travées intra-myocardiques des *grands espaces*, décrits par M. Charcot dans le foie et dans le poumon. Avec cette différence toutefois, que les grands espaces du cœur ne pénétreraient pas dans toute l'épaisseur des ventricules, les vaisseaux du cœur devenant de plus en plus petits à mesure qu'on gagne l'endocarde. Ces grandes travées de tissu conjonctif contiennent indistinctement ici une ou plusieurs artères de volume variable accompagnées de vaisseaux lymphatiques, là une veine entourée également de quelques vaisseaux lymphatiques et souvent d'une artériole.

Le tissu conjonctif de ces grands espaces est assez dense, parsemé de noyaux et de fentes conjonctives qu'on peut considérer comme des espaces lymphatiques. Les travées de ce tissu conjonctif sont souples, déliées, bien différentes des bandes fibreuses que nous y trouverons dans un grand nombre d'hypertrophies cardiaques.

Dans les oreillettes ces distinctions en espaces sont beaucoup moins nettes. Le tissu cellulaire, surtout dans les parois de l'oreillette droite, y est lâche, mais très-abondant, et l'on voit souvent autour d'une mince artériole ou d'une veinule une quantité relativement considérable de fibrilles de tissu conjonctif accompagnées de rares noyaux.

b. — Les *moyens espaces*, les plus nombreux, facilement appréciables, accompagnent les artérioles et contiennent souvent la coupe de plusieurs capillaires sanguins ou lymphatiques. Ces moyens espaces offriraient des dimensions très-variables mais dont le maximum ne dépasserait guère 20 à 22 μ (Robin), on y voit souvent ramper horizontalement un capillaire limité par une double rangée de noyaux de cellules plates et entouré de quelques noyaux libres. Souvent le tissu cellulaire périvasculaire affecte à ce niveau une disposition fusiforme très-remarquable.

c. — Enfin les *petits espaces* consistent essentiellement en ces minces réseaux de tissu conjonctif interposés au plus grand nombre des faisceaux primitifs groupés manifestement ou non en faisceaux secondaires. Ces mailles légères, dont les dimensions s'évaluent juste à celles des noyaux de tissu conjonctif qui les parcourent (6 à 9 μ) forment autour des faisceaux primitifs un lacis continu s'épaississant sur quelques points où l'on aperçoit la coupe transversale d'un capillaire sanguin de 5 à 7 ou 8 μ de large.

Nous croyons pouvoir affirmer qu'il n'existe pas un seul faisceau primitif, de quelque dimension qu'il soit, qui ne soit pas en contact sur un point de sa circonférence, une coupe transversale étant donnée, avec au moins un de ces noyaux de cellules du tissu conjonctif interfasciculaire. C'est là en réalité le périmysium des faisceaux primitifs du cœur. Dans ces espaces lymphatiques si richement multipliés autour des faisceaux primitifs, la lymphe circule largement et les produits de désassimilation du muscle sont enlevés en toute hâte. Ainsi est assuré le fonctionnement énergique du cœur. Aussi tout en étant intimement unis dans leur action synergique, les faisceaux primitifs se meuvent-ils à l'aise au milieu de ces minces réseaux de fibrilles et de cellules plates du tissu conjonctif qui les environnent sans leur causer la moindre gêne.

L'apport du sang se fait sans peine dans les capillaires dont l'élasticité est respectée.

La quantité considérable de déchets incessamment produits par ce muscle spécial dont les contractions sont si rapprochées, est chassée à flots comme pour les autres muscles de l'économie, par la contraction musculaire elle-même. Les voies lymphatiques seront libres, à leur origine, tant que le tissu conjonctif interstitiel restera normal.

Au début de la vie, le tissu conjonctif du cœur est extrêmement tenu, les fibres musculaires serrées les unes contre les autres laissent à peine de place en place quelques espaces où l'on aperçoit des fibrilles très-minces supportant des noyaux de cellules plates dont un certain nombre sont très-remarquables. Sur la plupart des cœurs de nouveau-nés que nous avons pu examiner, nous avons constaté en effet non-seulement une rareté très-grande de noyaux interfasciculaires, mais encore dans les régions où le tissu cellulaire s'était accumulé, c'est-à-dire autour des vaisseaux, la présence d'un certain nombre de noyaux cylindroïdes volumineux, mesurant de 3 à 5 μ sur 12 à 15 μ de long, d'autres sphéroïdes de 7 à 8 μ.

Ces noyaux entourés pour la plupart d'une mince

couche de substance plus réfringente paraissant former le protoplasma d'une cellule, présentent souvent à leurs deux extrémités des prolongements filiformes, non striés mais jaunâtres comme les faisceaux musculaires du voisinage. Cet aspect et ce volume sont d'autant plus remarquables que les faisceaux primitifs du nouveau-né ne mesurent guère, comme nous l'avons vu, plus de 3 à 7 μ et que leurs noyaux intrafasciculaires ont d'ordinaire de 3 à 4 μ de diamètre sur 6 à 8 μ de long. Faut-il voir dans ces noyaux munis de prolongements filiformes jaunâtres des cellules musculaires en voie de développement? C'est ce qu'une recherche attentive ne nous a pas permis d'établir. Quoi qu'il en soit, il est bon de noter que le cœur d'un nouveau-né est très-peu riche en tissu conjonctif et que ses faisceaux musculaires intiment accolés ne laissent entre eux que de très-rares espaces remplis par ces gros noyaux de cellules.

Plus tard, chez l'enfant et surtout chez l'adulte le tissu cellulaire s'accuse de mieux en mieux : les noyaux sans augmenter notablement de volume, deviennent plus nombreux et se disposent autour des faisceaux primitifs sur les minces travées de tissu conjonctif interfasciculaire. Ils mesurent 6, 7, 9 μ large sur 7, 12 et 15 μ de long, suivant qu'ils sont sphéroïdes ou fusiformes, et les vaisseaux sanguins et lymphatiques serpentent au milieu des travées que ces cellules recouvrent.

§ II. *Le tissu conjonctif au cœur dans les hypertrophies.*

Portal (1), en 1804, écrivait : «Les parois de quelques cœurs, à proportion qu'elles se dilatent, deviennent plus épaisses par une humeur épanchée entre leurs fibres musculaires, ce qui en gêne ou détruit l'action. » Cette notion d'une humeur épanchée qu'est-ce, sinon l'idée d'une transformation du tissu conjonctif interstitiel? En effet, nous reportant à l'étude de la myocardite interstitielle, nous voyons signalée par tous les auteurs, la possibilité, la fréquence même de l'hypertrophie cardiaque secondaire comprise dans l'acception propre du mot. Nous avons été frappé de cette division arbitraire qui consiste à supprimer intentionnellement de la description de l'hypertrophie cardiaque les lésions variées du tissu conjonctif interstitiel. Il n'est peut-être pas un seul chapitre des traités actuels ou des articles de dictionnaire où l'on ne s'empresse de signaler comme cause de la myocardite chronique les lésions endocardiques et même péricardiques. Mais par un singulier revirement, l'étude de l'hypertrophie cardiaque primitive ou secondaire ne comportait point, naguère encore, la description des lésions du squelette conjonctif du cœur. Niémeyer (2) par exemple, s'empresse de distinguer l'hypertrophie *vraie* du cœur de l'hypertrophie *fausse* qui est « produite

(1) Anat. méd. Paris, 1804, t. III.
(2) Path. int., t. II.

par un développement d'éléments hétérogènes dans son épaisseur. » Ainsi, pour Niémeyer et pour un grand nombre d'auteurs l'hypertrophie *fausse* est un être hybride lorsqu'elle survient consécutivement à une hypertrophie vraie, ce n'est plus de l'hypertrophie. Il nous paraît bien plus rationnel d'admettre ici encore, comme pour le tissu musculaire, les deux périodes que nous avons indiquées, et de faire de la fausse hypertrophie des auteurs un degré ultime de la maladie.

Les altérations qui envahissent le tissu conjonctif d'un cœur hypertrophié ne sont pas si tardives qu'on pourrait le croire. Si nous nous en rapportons en effet à nos propres recherches, nous croyons être en droit d'établir deux périodes également caractéristiques pour les lésions du tissu conjonctif du cœur dans les hypertrophies secondaires.

Dans la période d'hypernutrition des faisceaux musculaires, le tissu conjonctif qui les entoure est également atteint. Les noyaux des espaces interfasciculaires proliférant et augmentant de nombre s'accumulent autour des faisceaux primitifs. Il n'est pas rare de constater autour des faisceaux primitifs d'un ventricule hypertrophié, lorsque les coupes ont porté perpendiculairement à l'axe d'un certain nombre de ces faisceaux, une série de cercles concentriques à chacun des faisceaux et constitués par un nombre variable de noyaux embryonnaires. Ces cellules embryonnaires, beaucoup plus petites en général que les cellules normales, plus arrondies, affectent des directions variées. Tantôt elles paraissent accolées aux faisceaux musculaires entre lesquelles elles semblent s'être insinuées, tantôt elles suivent manifestement les vaisseaux capillaires qu'elles entourent d'une sorte de manchon de noyaux (v. fig. I et III). Sur les coupes où les faisceaux musculaires s'étalent horizontalement, il n'est pas rare d'apercevoir entre eux de longs boyaux où les noyaux embryonnaires se sont multipliés.

En quelques points ils forment des îlots plus ou moins isolés, et l'on voit souvent, dans un point quelconque de ces îlots, tantôt la coupe d'un capillaire très-reconnaissable à sa forme arrondie et à la saillie d'une ou plusieurs cellules apparentes dans la lumière du vaisseau, tantôt celle d'un vaisseau lymphatique plus affaissé et plus large.

Cette prolifération des cellules du tissu conjonctif n'est pas régulièrement disséminée dans toute l'étendue du cœur hypertrophié. Peu appréciable sur une surface quelquefois assez grande, elle apparaît très-accusée dans un point immédiatement contigu. En général, lorsque l'hypertrophie musculaire est déjà notable, l'hyperplasie conjonctive frappe les yeux de l'observateur.

Les noyaux sont en effet colorés vivement par le carmin et tranchent sur la teinte jaune brillante des faisceaux musculaires et sur l'aspect brunâtre des noyaux intrafasciculaires avec lesquels on ne saurait les confondre.

La présence de ces noyaux embryonnaires notablement plus petits que les noyaux normaux du tissu conjonctif se constate encore dans des régions plus éloignées du faisceau primitif. Autour des artérioles et de veinules, dans les grands et les moyens espaces interstitiels, les noyaux prolifèrent de même et s'y déposent en nombre plus ou moins considérable, suivant l'état antérieur des vaisseaux du cœur. Il est bon de noter en en effet que souvent, comme nous le verrons plus loin, les vaisseaux artériels du cœur sont plus ou moins profondément altérés. L'endartérite, l'athérome des artères coronaires et de leurs branches, loin de déterminer, au début du moins, l'atrophie du cœur par dégénérescence graisseuse des faisceaux musculaires, contribue pour sa part à l'hypertrophie si fréquente dans les cas d'artériosclérose ou d'athérome artériel généralisé.

Ceci nous amène à rechercher les conditions pathogéniques de cette prolifération interstitielle. L'accroissement du nombre des noyaux du tissu cellulaire interstitiel indique clairement l'existence d'un processus irritatif dont on trouve les traces depuis la face profonde de l'endocarde à travers les grands et petits espaces du cœur jusque dans les mailles conjonctives de l'épicarde, ce processus pathologique peut, suivant nous, reconnaître trois modes d'origine.

a. Tantôt il s'agit d'une hypertrophie secondaire à une lésion inflammatoire plus ou moins récente, péricardite ou plus souvent endocardite aiguë, ou cardite rhumatismale (Besnier).

Il est inutile d'insister sur ce point de départ de la myocardite interstitielle chronique admis par tous les auteurs. Nous ferons remarquer seulement que dans un certain nombre d'hypertrophies secondaires à une endocardite rhumatismale, ces lésions nous ont frappé par leur étendue, alors que toutes les altérations de l'endocardite rhumatismale s'étaient localisées depuis longtemps déjà en un point plus ou moins circonscrit des valvules du cœur. Aussi les réflexions si judicieuses de M. Besnier (1) nous paraissent-elles devoir être fréquemment confirmées par l'examen histologique des cœurs d'individus morts en pleine attaque de rhumatisme aigu.

« Le muscle cardiaque, dit cet auteur, est généralement, pour ne pas dire toujours, atteint à un degré quelconque dans le rhumatisme articulaire aigu fébrile. Il peut même l'être à un degré avancé sans lésion considérable de l'endocarde ou du péricarde, myocardite rhumatismale aiguë, rhumatisme du muscle cardiaque, réseau vasculaire, fibres musculaires, tissu lamineux interstitiel ou fibreux. » La prolifération interstitielle du cœur nous paraît fréquente et les traces en sont facilement constatables, même à une époque plus avancée de la maladie.

b) D'autres fois, les noyaux embryonnaires sont si directement accumulés autour des vaisseaux artériels malades, qu'on doit se demander si là n'est pas le point de départ de l'irritation de ces éléments nouveaux. Nous faisons allusion aux cas d'endartérite chronique des vaisseaux cardiaques dont on constate souvent l'existence et l'évolution sur les cœurs des vieillards. Ces lésions artérielles, il faut bien le reconnaître, ne sont pas spécialement localisées à l'appareil central de la circulation, elles sont souvent étendues, plus ou moins

(1) *Rhumatisme*. Dict. encyclop., p. 536.

à la totalité du système artériel, et particulièrement à l'aorte et aux artères rénales.

Nous n'avons aucunement l'intention d'entrer ici dans la discussion de la lésion primordiale. En face de ces cas d'artérite généralisée peut-on savoir si la lésion rénale, néphrite interstitielle, est primitive ou secondaire? L'hypertrophie cardiaque qui existe dans ces cas est secondaire, soit à l'artérite soit à la sclérose rénale; il ne nous appartient pas de trancher la question. Nous croyons pouvoir avancer qu'en présence d'une prolifération conjonctive périvasculaire très-peu accusée dans un grand nombre de cas, nous n'avons pas hésité à croire que, dans l'épaisseur même des parois cardiaques, l'hypertrophie était l'effet et non la cause de ces lésions artérielles. Le plus ordinairement, l'hypertrophie du myocarde nous semblait consécutive aux lésions artérielles disséminées dans tout l'organisme aussi bien que dans les parois cardiaques. Quant à la prolifération embryonnaire, périartérite légère, que nous constations alors, elle nous a toujours paru insuffisante pour expliquer l'endartérite quelquefois très-prononcée qu'elle entourait. C'est à une cause générale qu'il faut s'adresser pour trouver la raison d'être de l'artérite généralisée.

Que cette cause générale soit l'alcoolisme, tour à tour admis puis rejeté par les auteurs, la goutte, le rhumatisme, comme le croit Guéneau de Mussy(1), après Lobstein, là n'est point l'important pour le moment : il suf-

(1) Cliniques, t. II, p. 290 et suiv. Cet auteur n'admet pas volontiers l'hypertrophie cardiaque secondaire à la rigidité des artères. Il croit que souvent des lésions valvulaires ont passé inaperçues.

fit de savoir que ces lésions artérielles déterminent toujours (Ranvier et Cornil) une périartérite plus ou moins lente dont nous retrouverons les traces plus tard dans la cirrhose diffuse du cœur.

c) Il est encore un point de départ de la prolifération du tissu cellulaire interfasciculaire qui nous paraît devoir être pris en considération. Lorsque l'hypertrophie cardiaque ne s'accompagne d'aucune lésion artérielle, que la cause de l'hypernutrition musculaire réside en un point très-circonscrit d'endocardite ancienne, dans certains cas d'insuffisance aortique, par exemple, si la prolifération hyperplasique du tissu conjonctif est visible, ne doit-on pas l'attribuer au travail exagéré du cœur ? Les faisceaux primitifs volumineux, gênés par la pression qu'ils exercent réciproquement les uns contre les autres pendant leur contraction, gênent par là même la circulation de leurs capillaires. Une stase relative du sang s'établit dans les capillaires sanguins. Un ralentissement proportionnel de la circulation lymphatique en devient forcément la conséquence. Le résultat de ce trouble fonctionnel, si léger au début, si grave dans ses résultats ultimes, c'est l'irritation du tissu conjonctif, et, par suite, l'hyperplasie des cellules, et sur les coupes l'accumulation de noyaux cellulaires dans les fentes interstitielles. L'explication que nous proposons d'un fait d'observation n'est pas contraire aux données physiologiques actuelles en vertu desquelles la contraction d'un muscle chasse d'autant mieux le sang de ses capillaires et de ses lymphatiques, qu'elle a été plus puissante. Tout autres sont les conditions nouvelles imposées à la circulation cardiaque dans l'hypertrophie ; dès le début le volume des faisceaux musculaires augmentant modifie profondément l'intégrité de l'appareil circulatoire qui se distribue dans leurs interstices celluleux.

Le *volume* de ces noyaux proliférés du tissu conjonctif interstitiel du cœur est très-variable, comme leur forme, d'ailleurs ; toutefois nous croyons pouvoir affirmer qu'il nous a paru d'autant plus notable que les lésions interstitielles étaient plus récentes. Souvent, en effet, nous avons pu mesurer des noyaux de 6, 7 et 9 μ. au milieu des faisceaux musculaires normaux ou déjà hypertrophiés ; de telle sorte qu'à plusieurs reprises nous avons rencontré dans le voisinage même de petits faisceaux primitifs des noyaux du tissu conjonctif plus volumineux que les plus petites fibres que nous apercevions. C'était la coloration vive par le carmin et la forme plus ou moins fusiforme des noyaux qui les différenciaient alors des faisceaux primitifs, bien mieux que leur volume. Plus tard, au milieu de la sclérose interstitielle, nous verrons les noyaux beaucoup plus petits.

Leur *forme* est aussi variable dans les cœurs hypertrophiés qu'elle l'est dans le tissu cellulaire des cœurs sains. Toutefois il nous a semblé que les noyaux embryonnaires de nouvelle formation disséminés autour des faisceaux hypertrophiés étaient plus arrondis, plus sphéroïdes que les éléments fusiformes du tissu conjonctif normal. Mais ce n'est là qu'une appréciation relative et sans grande importance.

Nous croyons donc pouvoir résumer ce qui précède

en disant que, dans l'hypertropie secondaire, le tissu conjonctif interstitiel est toujours atteint au début de la maladie. La prolifération cellulaire qui a lieu s'explique, suivant les cas, par les lésions inflammatoires antérieures, les altérations vasculaires concomitantes ou, enfin, par un simple trouble fonctionnel, exagération du travail musculaire.

La pathologie expérimentale est venue confirmer en partie les considérations précédentes. Zielonko (1), après avoir rétréci par une ligature le calibre de l'aorte sur des animaux en expérience, a pu constater que l'hypertrophie cardiaque secondaire aux lésions produites, ne résultait pas seulement de l'hypertrophie d'un certain nombre de fibres musculaires, mais aussi de la prolifération des noyaux libres qui serviront peut-être de point de départ à la néoformation des cellules musculaires.

Cloetta, comme nous l'avons vu, avait déjà noté cette hyperplasie conjonctive du myocarde. Il en était arrivé à hésiter pour savoir si l'hypertrophie musculaire du cœur ne consisterait pas en cette prolifération interstitielle. Cette exagération a contribué certainement pour une large part à faire passer sous silence les lésions interstitielles du cœur dans les hypertrophies. Toutefois nous pouvons faire remarquer que cet accroissement de volume de la charpente conjonctive du cœur doit être pris en considération dans l'appréciation du poids de

(1) Etudes anatomo-pathologiques et expérimentales sur l'hypertrophie cardiaque. Archiv für Path. anat. und phys., t. LXII.

l'organe malade. Nous verrons plus bas les conséquences de cette hypertrophie *constante* du tissu conjonctif interstitiel du cœur. Elle expliquera à nos yeux et la délimitation fatale de l'hypertrophie à un certain volume du cœur au delà duquel il ne peut atteindre, et l'origine de lésions secondaires des plus graves qui contribuent pour une large part à la déchéance organique du cœur hypertrophié.

Lorsque l'hypertrophie cardiaque est arrivée à la période de *déchéance organique*, lorsque l'asystolie des auteurs apparaît, des altérations nouvelles se sont lentement développées dans l'intimité des parois cardiaques. Si l'on examine avec soin le cœur d'un individu ayant succombé à une *vieille hypertrophie secondaire*, on rencontrera souvent une stéatose plus ou moins manifeste du tissu conjonctif sous-épicardique; et même assez souvent la surcharge graisseuse s'infiltre dans les grands et moyens espaces du cœur (fig. 1), ainsi que tous les auteurs l'ont noté. Souvent même la transformation graisseuse a envahi un grand nombre de faisceaux primitifs, et, quoi qu'en disent certains auteurs, cette stéatose musculaire constitue d'ordinaire une des lésions apparentes de la déchéance organique du cœur.

Cette stéatose interstitielle ne nous arrêtera pas longuement. Nous noterons cependant ce fait qu'elle envahit rarement, dans les hypertrophies cardiaques, les fentes interstitielles du cœur (espaces interfasciculaires); pour notre part nous ne l'y avons jamais rencontrée. Nous ajouterons encore que l'on doit tenir le plus grand compte de cette accumulation de graisse dans les parois cardiaques, puisqu'elle contribue à l'augmentation du poids du cœur hypertrophié.

Mais les lésions qui nous ont paru les plus intéressantes parce qu'elles sont constantes et parce que leur importance au point de vue de la physiologie pathologique des hypertrophies est capitale, consistent essentiellement en une *sclérose interstitielle diffuse* des parois cardiaques. Sur les nombreux cœurs que nous avons eu l'occasion d'examiner (1), nous avons toujours constaté la présence d'îlots de cirrhose cardiaque dans les cœurs anciennement malades. Depuis que notre attention a été attirée sur ce point, nous l'avons toujours recherchée avec soin et jamais elle ne nous a fait défaut. Ce n'est pas seulement à l'examen histologique que cette cirrhose se montre; le plus habituellement elle apparaît à l'œil nu, sur les coupes des parois cardiaques. Il s'agit là d'une myocardite interstitielle chronique dont nous n'avons aucunement l'intention d'exagérer l'intérêt. Nous ne voulons pas affirmer que cette lésion avancée de la déchéance organique des hypertrophies soit absolument constante. Peut-être le hasard a-t-il favorisé nos recherches. Nous nous contenterons de dire que sur 21 cœurs asystoliques soumis à notre examen, la cirrhose interstitielle n'a point manqué une seule fois. Tout récemment encore, le dernier cœur que nous avons eu entre les mains provenait du service de notre excellent maître M. le professeur Peter. Il s'agissait d'un retré-

(1) Nous ne saurions trop remercier nos collègues et amis Bazy, Deschamps, Duvernoy, Marchant, De la Personne, Rivet de la gracieuse obligeance avec laquelle ils ont mis à notre disposition un nombre considérable d'hypertrophies secondaires provenant de leurs services.

cissement mitral d'origine rhumatismale développé chez une femme de 48 ans : une seule attaque de rhumatisme à l'âge de 16 ans. La malade non athéromateuse avait été frappée quelques mois auparavant d'un ramollissement cérébral par embolie ; elle arriva mourante dans le service, succombant à ces phénomènes si magistralement décrits par M. Peter sous le nom d'asthénie cardio-vasculaire. Le cœur battant encore avec une énergie considérable, la mort survenait par asphyxie. A l'autopsie, la preuve de l'existence d'une cirrhose chronique du cœur secondaire à l'hypertrophie nous parut d'autant plus convaincante que la lésion endocardique était plus limitée, le rétrécissement mitral existant seul, sans autres lésions valvulaires. Sur les coupes faites à la hâte on apercevait dans l'épaisseur des parois du ventricule gauche des tractus blanchâtres, déprimés sur la coupe au-dessous du tissu musculaire avoisinant. Ces taches fibreuses, isolées en îlots (myocardite interstitielle en îlots des auteurs), se retrouvaient dans l'épaisseur de quelques colonnes charnues de troisième ordre du ventricule droit. La démonstration était péremptoire.

C'est en effet de la sorte que la lésion se montre le plus habituellement. Parfois cependant il faut la chercher à l'aide du microscope, elle est alors souvent plus diffuse, mais non moins caractéristique. Voyons là donc sous ses deux aspects :

A l'*examen macroscopique* la cirrhose diffuse du cœur se présente ordinairement dans deux conditions bien différentes : dans certains cas, ce sont des tractus fibreux se détachant de la face profonde de l'endocarde ou même du péricarde, bien que plus rarement.

Il s'agit alors, d'ordinaire, de lésions inflammatoires propagées de l'une des séreuses vers l'intérieur des parois cardiaques. Ce sont ces cas de myocardite chronique interstitielle secondaire à une péricardite ou à une endocardite ancienne. C'est surtout au niveau des piliers des valvules auriculo-ventriculaires, principalement de la mitrale, que ces lésions ont une grande importance.

M. le professeur Parrot (1) rapporte une observation remarquable de myocardite interstitielle primitive des piliers de la valvule mitrale. Mais cette même lésion, secondaire à une lésion valvulaire mitrale ou aortique, n'est pas absolument rare. Nous avons eu l'occasion d'en observer un cas dans le service de notre bon maître M. Constantin Paul. Il s'agissait d'un cas d'athérome généralisé ayant donné lieu à une aortite chronique avec insuffisance aortique. L'hypertrophie du cœur était considérable (650 gr.); la moitié du pilier antérieur et les 2/5 du pilier postérieur de la valvule mitrale étaient tranformés en un tissu fibreux blanc nacré au niveau duquel toute trace de fibres musculaires avait disparu. Malgré ce degré avancé de sclérose les deux piliers de la mitrale étaient encore notablement hypertrophiés, puisqu'ils mesuraient l'un 17 millimètres et l'autre 15 millimètres de diamètre à leur partie moyenne. Pendant la vie on avait pu établir l'existence d'une insuffisance mitrale distincte de l'insuffisance aortique constatée; à l'autopsie, la sclérose des

(1) Dict. encyclop. *Cardite*, p. 463.

piliers nous parut secondaire aux lésions aortiques, car le malade n'avait jamais eu d'endocardite rhumatismale. L'athérome artériel était généralisé, les reins étaient atteints de sclérose. La cirrhose cardiaque ne se localisait pas aux piliers ; les parois du ventricule gauche étaient traversées par un grand nombre de tractus fibreux qui emprisonnaient les faisceaux musculaires et se détachaient manifestement sur la plupart des coupes, des vaisseaux atteints d'endartérite déformante. Il est intéressant de noter que sur ce cœur même, si profondément altéré par les lésions du tissu conjonctif interstitiel, nous rencontrions souvent, dans les régions épargnées, des faisceaux musculaires énormes mesurant 27 et 30 μ.

Nous avons insisté un peu longuement sur les détails importants de cette observation pour montrer les différents modes d'origine de la cirrhose diffuse interstitielle des cœurs hypertrophiés. Sans aucun doute la sclérose superficielle des deux piliers de la mitrale se rattachait à l'irritation persistante causée par le choc intermittent et rhythmique de l'ondée sanguine refluant contre les parois de la cavité ventriculaire.

Rosenbach (1), dans ses études expérimentales sur les lésions valvulaires a vu cette sclérose secondaire des piliers de la valvule mitrale à la suite d'insuffisance aortique créée par lui. Aussi n'a-t-il pas craint de formuler la même opinion, en la généralisant trop peut-être. Cet auteur croit en effet pouvoir rattacher à l'*apla-*

(1) Des lésions expérimentales des valvules du cœur. Arch. f. exper. path. und pharm., 1878. Revue Hayem, 1878, t. XIII, p. 109.

tissement et à la *dégénérescence conjonctive* des muscles papillaires qui s'insèrent à la valvule mitrale, le souffle systolique qu'on entend à la pointe du cœur dans certaines insuffisances aortiques. Il note expressément que cette altération lui paraît être la conséquence de la pression exercée sur les piliers par la colonne sanguine qui reflue dans le ventricule gauche au moment de la diastole.

Ce mécanisme intéressant de la cirrhose d'une région importante du cœur méritait d'être signalé. Cette sclérose, grossièrement appréciable dans les cas analogues, est véritablement secondaire aux lésions d'orifice. Elle ne nous arrêtera pas plus longtemps, malgré le rôle qu'elle peut jouer dans certaines circonstances.

D'autres fois la sclérose interstitielle secondaire se montre sous forme d'îlots isolés, comme perdus au milieu d'un myocarde encore hypertrophié ou déjà plus ou moins atrophié. Dans ces conditions elle se rattache incontestablement soit aux lésions vasculaires concomitantes, soit à l'hyperplasie interstitielle signalée au début de l'hypertrophie, et exagérée, transformée en cirrhose.

L'examen histologique des parois du cœur montre aisément l'origine de cette cirrhose diffuse isolée. Tout d'abord notons qu'on la peut rencontrer dans toute l'étendue des parois cardiaques, mais qu'elle affecte de préférence les ventricules, la paroi interventriculaire, plus rarement les oreillettes.

L'étendue de cette myocardite interstitielle est extrêmement variable, comme la forme des tractus qui la constituent. A un faible grossissement, on aperçoit nettement les différents aspects du tissu fibreux en ilots disséminés dans le cœur.

Deux conditions différentes président à leur distribution : tantôt il s'agit manifestement d'une cirrhose périvasculaire ; tantôt au contraire la cirrhose diffuse est simplement périfasciculaire; peut être dans ce dernier cas est-elle encore souvent d'origine vasculaire, mais développée autour des capillaires.

Dans le cas de cirrhose périvasculaire, c'est toujours autour des artères de moyen et de petit calibre, exceptionnellement autour des grosses artères, que le tissu fibreux s'est accumulé ; la plaque de sclérose s'étale dans une étendue variable rayonnant d'une façon tout à fait irrégulière (v. fig. 5), dissociant les faisceaux secondaires du voisinage et s'infiltrant toujours entre un certain nombre de faisceaux primitifs qu'elle isole et qu'elle atrophie.

L'artère ainsi englobée est comme sculptée au milieu de la cirrhose, on comprend aisément combien la circulation doit s'y effectuer mal.

Le tissu fibreux qui forme ces bandes est facilement reconnaissable à sa coloration rose vif par le picro-carmin ; son homogénéité apparente explique sa grande densité. Les noyaux peu nombreux, de formes variées, qui le parcourent en tous sens indiquent son ancienneté. Ces noyaux peu volumineux (3 à 6 μ) sont ronds, fusiformes, étoilés, très-rouges, ils limitent encore sur quelques points des espaces et des vaisseaux lymphatiques dont un grand nombre sont écrasés, aplatis par le tissu de néoformation, mais cependant perméables encore pour la plupart. Nous n'avons pas à rechercher ici la cause probable de cette sclérose périvasculaire ; disons seulement que d'ordinaire les vaisseaux cardiaques sont altérés, atteints d'endartérite chronique et jouent par suite au milieu du tissu conjonctif qui les entoure le rôle de corps étrangers. L'hyperplasie conjonctive que nous avons vue au début, est devenue chronique, et les cellules conjonctives ont fait là, comme partout où une irritation chronique persiste, elles ont donné naissance à du tissu fibreux.

Lorsque la cirrhose ne se rattache point à une artérité chronique, quand les tractus fibreux forment autour des faisceaux des zones fibreuses qui les isolent (v. fig. 3), l'explication pathogénique est peut-être plus délicate, mais les lésions sont identiques. On voit tout d'abord, dans les régions où l'altération est encore peu avancée, une mince bande de tissu périfasciculaire fortement coloré en rouge et remplie de noyaux embryonnaires irréguliers et encore assez volumineux. Le faisceau musculaire vu sur sa tranche s'isole admirablement avec son noyau brun et sa chair d'un jaune brillant.

Puis la cirrhose progresse, les cellules embryonnaires diminuent de nombre et de volume, tandis que les tractus fibreux s'épaississent. Ils forment autour des faisceaux diversement isolés, comme nous l'avons vu, des cercles irréguliers concentriques, qui paraissent ici respecter un faisceau secondaire, mais qui là pénètrent déjà entre tous les faisceaux primitifs d'un îlot musculaire. Les capillaires sanguins montrent leur lumière béante au milieu de la bande fibreuse qui les englobe, eux aussi. A un moment donné, les désordres commencent, les muscles sont séparés de leurs canaux capillaires sanguins et même lymphatiques, car les espaces si délicats délimités par les aréoles du tissu conjonctif périfasciculaire, ont cédé devant les fibrilles épaisses du tissu fibreux qui augmente sans cesse. Les troubles circulatoires commencent; le muscle ne peut plus se revivifier, il fonctionne mal, enserré qu'il est par les bandes fibreuses; il va mourir, d'une mort lente, mais inévitable. La déchéance est en voie d'évolution. Toutes les parties du myocarde ainsi pressées par la cirrhose seront supprimées dans un avenir plus ou moins prochain, suivant l'étendue de la sclérose, l'état des vaisseaux voisins, la nature de la maladie, l'âge du sujet. Mais de toute façon il n'y plus là qu'une affaire de temps.

Quelle est donc l'origine de cette cirrhose périfasciculaire? Nous croyons pouvoir admettre ici le même processus que celui accepté par nous pour expliquer l'hyperplasie des éléments cellulaires du tissu conjonctif, dans l'hypertrophie cardiaque au début. Ce sont les mêmes lésions, mais arrivées à leur apogée. L'hypernutrition musculaire, la stase circulatoire sanguine et lymphatique consécutive ont créé une irritation persistante dans les mailles du tissu conjonctif. Cette irritation devient par conséquent progressive, les mêmes causes, loin de disparaître, augmentant sans cesse. Les cellules embryonnaires du tissu conjonctif irritées elles-mêmes prolifèrent plus ou moins abondamment et donnent naissance aux fibrilles denses du tissu fibreux. Le mal est dès lors irréparable.

Au bout d'un nombre suffisant de semaines et de mois

la cirrhose interstitielle diffuse en îlots s'est étendue, elle a envahi une notable portion des parois cardiaques dont elle immobilise, en les faisant dégénérer lentement, un nombre plus ou moins considérable de faisceaux primitifs. Cette inertie partielle des faisceaux, répétée sur une grande surface, localisée souvent dans des régions où l'intégrité du muscle est de toute nécessité (piliers valvulaires), prépare le cœur à la mort en le détruisant lentement. Souvent même, lorsque la vie du sujet se prolonge, on est frappé de voir une atrophie partielle des parois cardiaques dans le voisinage des grandes plaques de sclérose. L'asystolie vraie, ou pour mieux dire, la déchéance organique progresse chaque jour, et les régions hypertrophiées ne pouvant plus dépasser les limites qu'elles ont atteintes seront bientôt insuffisantes pour le travail de plus en plus considérable imposé au cœur.

L'importance de cette cause de déchéance organique ne nous paraissait pas suffisamment mise en lumière dans les ouvrages les plus récents. C'est une lacune que que nous avons essayé de combler. Nous allons voir que cette notion de la cirrhose interstitielle diffuse du cœur éclaire d'un jour plus grand la physiologie pathologique de l'hypertrophie cardiaque secondaire.

CHAPITRE IV.

§ III. — *Vaisseaux du cœur.*

Nous n'insisterons pas sur les vaisseaux du cœur à l'état normal, non plus que dans les hypertrophies cardiaques. Ce serait nous exposer à des répétitions inutiles; nous renvoyons donc au chapitre du tissu conjonctif du cœur pour le plus grand nombre des détails.

Nous rappellerons toutefois, et ces notions nous seront de quelque utilité par la suite, qu'à l'état normal, les *artères* du cœur forment dans leurs ramifications intra-myocardiques de riches réseaux plus serrés et plus étroits que dans les autres muscles par cela même que les faisceaux primitifs du cœur y sont plus petits. Robin estime que les mailles formées par les artérioles et les capillaires sont plus courtes de moitié ; les capillaires y conservent leur diamètre, beaucoup même n'auraient que 5 à 6 μ de large. Les espaces que ces capillaires très-flexueux circonscrivent sont plutôt losangiques ou fusiformes (Robin) que quadrilatères comme dans les autres muscles. D'après Ranvier (1) les mailles sont allongées dans le sens des faisceaux musculaires ; toutefois ces mailles n'enbrassent pas un seul faisceau primitif, comme dans les autres muscles striés, mais bien un nombre variable de faisceaux. En somme,

(1) Loc. cit.

étroitesse plus grande des réseaux capillaires, inégale répartition perifasciculaire desdits réseaux, tels sont les caractères distinctifs. Ajoutons-y la distribution à travers les espaces grands, moyens et petits (fentes interstitielles), et nous aurons une idée générale suffisante de la circulation intime du cœur.

Quant aux lymphatiques du cœur, sans parler des vaisseaux sous-péricardiques et sous-endocardiques si bien décrits par Robin et par Sappey, il faut noter certains détails. Pour Ranvier (1) la richesse lymphatique du myocarde est si grande que « tout l'espace laissé dans le cœur entre les faisceaux musculaires et les vaisseaux sanguins est lymphatique. » Cet auteur décrit à la surface des vaisseaux sanguins une couche de cellules plates qu'il regarde comme une portion de l'endothélium des espaces. Nous avons souvent retrouvé en effet sur nos coupes autour des vaisseaux de gros et moyen calibre des cellules allongées fusiformes en apparence, et collées sur les travées conjonctives périvasculaires. Les fibres musculaires, se trouvant à nu dans les mailles du tissu conjonctif interstitiel, plongent donc pour ainsi dire en plein système lymphatique. Cette dispositon anatomique remarquable, démontrée d'ailleurs par les injections interstitielles, est en rapport avec le fonctionnement énergique et constant du muscle cardiaque (Ranvier).

Au moment de la diastole, le sang afflue des capillaires dans les veines, et la lymphe, chargée des produits si abondants de la désassimilation musculaire, se préci-

(1) Loc. cit., p. 545.

pite dans les capillaires puis dans les gros vaisseaux lymphatiques.

Qu'une cause quelconque vienne ralentir cette circulation sanguine ou lymphatique, tout aussitôt le sang artériel devenu veineux, chargé d'acide carbonique menacera la vitalité du muscle, et la lymphe, ce résultat de la désassimilation cardiaque, deviendra corps étranger impropre à la vie, cause d'irritation, source de lésions inévitables. Il est digne de remarque que c'est précisément à l'origine même des voies lymphatiques et veineuses que les troubles les plus légers en apparence auront le plus rapide retentissement, la fibre musculaire n'étant nullement défendue par un sarcolemme. D'autre part, dans les grands et moyens espaces, au milieu du tissu conjonctif qui les isole, les vaisseaux lymphatiques et les capillaires sanguins ou les veinules se trouvent mieux protégés. Ces différentes conditions pathogéniques nous expliquent la rapidité quelquefois très-grande du retentissement de certaines lésions artérielles ou endocardiques sur le cœur.

Deux conditions bien différentes, croyons-nous, s'offrent aux recherches portant sur l'état des vaisseaux du cœur dans l'hypertrophie : ou bien les lésions vasculaires, artérielles principalement, sont primitives, contemporaines de l'hypertrophie dès son début, et la question est de savoir quel rôle elles peuvent jouer sur l'hypernutrition du myocarde ;

Ou bien les altérations vasculaires sont secondaires à l'hypertrophie, et leur influence sur la marche de l'hypertrophie devient indiscutable, c'est ce que nous verrons un peu plus loin.

Artères. — Pour ce qui est de l'anatomie même de ces lésions, il nous suffira de rappeler que l'on peut rencontrer, dès le début de l'hypertrophie secondaire du cœur, des altérations artérielles caractérisées, dans les parois du cœur comme dans l'organisme où elles sont plus ou moins généralisées, par l'artérite chronique, l'athérome, la dégénérescence calcaire même.

L'artérite chronique, endartérite déformante, s'accompagne souvent alors déjà de périartérite légère et contribue ainsi à augmenter la gêne du cœur. L'épaississement incontestable des parois artérielles et du tissu conjonctif qui les entoure contribue pour sa part à l'accroissement du volume de l'organe. Son influence sur la vitalité du cœur est toujours désastreuse. On sait, en effet, qu'on a considéré l'athérome des coronaires comme une cause effective de dégénérescence graisseuse du myocarde. Si l'on se se rappelle que Lobstein, Guéneau de Mussy (1) et d'autres auteurs considèrent l'artérite chronique et l'athérome comme des manifestations d'origine fréquemment rhumatismale, on s'explique la coïncidence assez souvent notée de l'hypertrophie cardiaque d'origine artérielle et de l'athérome des coronaires. On peut comprendre ainsi comment l'athérome généralisé a causé l'hypertrophie du cœur et comment l'athérome des coronaires y a contribué, sauf à hâter bientôt la *déchéance organique fibro-graisseuse* de l'organe.

Les veines du cœur sont rarement atteintes. Cependant, au bout d'un certain temps, sous l'influence de la

(1) Loc. cit., t. II.

stase veineuse qui s'établit inévitablement dans l'organe tout entier dès que le cœur droit est touché, le processus irritatif s'établit autour de la veine, la périphlébite apparaît ; mais, en général, elle est tardive et elle reste très-limitée, à moins que la sclérose périfasciculaire du voisinage ne vienne l'englober à son tour. Dans ce cas, l'immobilité des parois veineuses enclavées dans la sclérose contribue à hâter les désordres intimes des parois cardiaques.

Les capillaires cardiaques, au début de l'hypertrophie, présentent peu de lésions. Peut-être sont-ils plus dilatés que normalement, mais les mensurations que nous avons faites ne nous ont rien appris à ce sujet. Peut-être aussi pourrait-on constater, dans les cas favorables, une hyperémie interstitielle. Bientôt, cependant, ces capillaires, par suite même du fonctionnement exagéré du cœur, sont gorgés de substances impropres à la nutrition ; un travail irritatif s'établit autour d'eux, contribuant ainsi pour une large part à expliquer l'hypergenèse des cellules conjonctives des fentes interstitielles. Les éléments embryonnaires forment souvent alors des couronnes périphériques aux capillaires coupés transversalement.

Plus tard, enfin, comme nous l'avons vu plus haut, les capillaires paraissent, lorsqu'ils ont résisté à la pression de la cirrhose cardiaque, comme sculptés au milieu du tissu fibreux. Dans d'autres points, ils sont déformés par les tractus, et la circulation doit y être très-gênée. Cependant, au milieu même des plaques fibreuses, on aperçoit encore des fentes capillaires perméables, suffisantes pour irriguer la région et assurer la vitalité du tissu fibreux.

Les lymphatiques sont modifiés plus profondément encore. Dès le début il s'établit une gêne considérable de la circulation lymphatique puisque les espaces lymphatiques se remplissent de cellules embryonnaires.

Plus tard, à une époque variable, mais souvent rapprochée, les espaces lymphatiques rétrécis d'une part par les fibres musculaires plus grosses, de l'autre par les tractus fibrillaires conjonctifs plus épais, s'oblitèrent sur un grand nombre de points, ou du moins deviennent imperméables. Lorsque les vaisseaux lymphatiques d'un certain volume se trouvent au milieu de la cirrhose, ils s'effacent, ou mieux, se déforment. La lymphe stagne dans le cœur et contribue, comme Renaut l'a montré (1), à la destruction du muscle.

(1) Voy. Pitres. Loc. cit.

TROISIÈME PARTIE

CONSIDÉRATIONS GÉNÉRALES

Les diverses lésions que nous venons de passer en revue nous paraissent éclairer d'un jour nouveau certains points de la physiologie pathologique des hypertrophies cardiaques secondaires. Nous comprenons maintenant l'existence de deux périodes bien distinctes, constantes dans tous les cas, si la vie du sujet le permet.

La période d'hypertrophie vraie, surtout caractérisée par l'hypernutrition apparente du muscle, commence dès que les lésions originelles établies nécessitent un travail exagéré du cœur. Elle dure ainsi un temps variable suivant la cause de la maladie, variable aussi suivant l'étendue des lésions et l'état de l'organisme sur lequel elles se sont greffées. La seconde période, dite asystolique, mais qu'il est préférable de désigner sous le nom de *déchéance organique,* arrête l'hypertrophie dans son évolution et fait subir à la totalité des éléments constitutifs du cœur des altérations progressives multiples. C'est en vertu de ces désordres anatomiques que s'accuse l'incurabilité absolue des vieilles affections organiques du cœur. Surmené par un travail chaque jour de plus en plus exagéré, altéré d'autre part, comme tous les organes, par suite des troubles circulatoires qu'il ne peut vaincre, le cœur dégénère, se laisse envahir par l'atrophie, la stéatose et la cirrhose, et meurt enfin. Il est bien vrai, que, dans un grand nombre de circonstances, l'*asystolie*, au sens exact du mot, n'est point la cause de la mort ; souvent alors, comme l'a démontré M. Peter, c'est en pleine hypertrophie cardiaque que la mort survient par *asthénie cardio-vasculaire*. Cependant même dans ces conditions, lorsque la cardiopathie est ancienne et que l'hypertrophie déjà plus ou moins considérable, l'histologie montre disséminées dans l'épaisseur des parois les altérations profondes de la déchéance organique : souvent même, en face d'une hypertrophie considérable du cœur, dont le poids s'élevait à 600 ou 750 grammes, nous avons pu, dans les différents points examinés, en constater toutes les lésions.

Quel est donc le processus de ces désordres, aux deux périodes de la maladie? L'*hypertrophie vraie* consiste essentiellement, nous croyons l'avoir démontré, en une hypernutrition progressive des faisceaux primitifs. Quelle qu'en soit la cause, un excès de tension se produit dans la masse du sang et la pression augmente dans les cavités cardiaques. Cette pression exagérée, c'est déjà une cause d'irritation, et le myocarde réagit comme tout muscle contraint à un travail plus grand : il s'hypertrophie (Virchow). (1) Sous l'influence des efforts exagérés de la fibre musculaire, l'hypernutrition a lieu,

(1) Path. cellulaire, p. 91.

favorisée par une hyperémie réflexe nécessaire. Il est impossible en effet de concevoir l'hypernutrition d'un muscle sans accepter un apport plus abondant des substances nutritives, grâce à une hyperémie active et d'ordre réflexe. De ces modifications dans le fonctionnement et dans la vitalité des faisceaux musculaires, il résulte donc une hyperémie interstitielle active et une irritation persistante de la fibre musculaire, aussi bien que de la trame conjonctive environnante. L'irritation hypernutritive du muscle est indéniable, puisque les noyaux intramusculaires (noyaux des cellules musculaires) se gonflent, s'étranglent, deviennent rameux, en somme présentent les déformations décrites pas Virchow (1) dans l'intimité des faisceaux musculaires irrités. Une différence fondamentale sépare toutefois cette irritation hypernutritive de la myosite parenchymateuse vraie : on ne trouve pas de prolifération des noyaux musculaires. Aussi, en admettant qu'une hyperplasie numérique se produise dans les interstices du cœur, ce que nous n'avons jamais pu constater, les fibres musculaires préexistantes n'y contribueraient pour rien, et ce serait seulement par néoformation musculaire aux dépens des cellules du tissu conjonctif interstitiel. Ainsi donc, irritation hypernutritive, voilà pour le muscle lui-même. Que si, pénétrant plus avant dans l'étude de l'hypertrophie vraie, on cherche à expliquer l'origine de l'hypergenèse des cellules conjonctives interstitielles du cœur qu'accompagne l'hypertrophie; on voit bientôt qu'il s'agit là encore du même proces-

(1) Loc. cit., p. 375.

sus. L'hyperémie vasculaire active gorge de sucs nutritifs, au début du moins, le tissu cellulaire et les muscles, ce tissu cellulaire réagit à sa façon; d'autant mieux que lui aussi est irrité et par l'excès de pression que les parois cardiaques supportent, et par l'apport plus abondant des substances de désassimilation, déchets de la vie musculaire, que les espaces lymphatiques reçoivent incessamment. L'hypergenèse des éléments cellulaires interstitiels en est la conséquence. Or, là est le danger : ce tissu conjonctif hyperémié dès le début de l'hypertrophie, nourri à l'excès, irrité par un travail de résorption trop énergique, prolifère; la myocardite interstitielle devient inévitable. Elle se produira en effet, exagérée encore, plus tard, par la stase sanguine et lymphatique, et hâtera la terminaison fatale; elle écrasera le muscle hypertrophié et l'atrophiera ici, comme dans tous les organes où apparaissent les hyperplasies interstitielles.

Ajoutons à cela que souvent l'hypergenèse cellulaire interstitielle résultera sur quelques points d'une endocardite ou d'une péricardite propagée ; d'autre part les vaisseaux parfois altérés dès le début auront déterminé autour d'eux une périartérite qui retentit, comme nous l'avons dit, sur la vitalité des faisceaux musculaires adjacents.

Dès lors, l'hypertrophie musculaire va rencontrer mille obstacles pour progresser. Si l'on en croyait certains auteurs : « l'hypertrophie vraiment morbide croît indéfiniment et n'a d'autres limites que celle que lui impose la mort (1) ». Nous pensons que cette idée, par-

(1) M. Raynaud. Dict. Jaccoud, art. *Cœur*, p. 486.

faitement vraie au point de vue théorique, devient inexacte dans le cas actuel. Non, l'hypertrophie du cœur n'est pas indéfiniment progressive. En acceptant que l'âge du sujet s'y prêtât il faudrait affirmer qu'un terme fatal, plus ou moins reculé, mais inévitable, est imposé à l'hypernutrition et même à l'hyperplasie myocardique, si elle existait. Ce terme c'est le processus hyperplasique du tissu conjonctif qui se produit simultanément autour des faisceaux musculaires et qui progresse d'autant mieux que les lésions organiques vieillissent. Le cœur, considéré indépendamment de tout l'appareil circulatoire, subit comme tous les organes, disons mieux, comme tous les tissus, les désordres et la dystrophie résultant des altérations du sang. Le myocarde se trouve par conséquent dans les conditions les plus fâcheuses, car il supporte non-seulement comme tous les autres organes, les conséquences des troubles circulatoires dynamiques et chimiques (stase sanguine, insuffisance de l'hématose,); mais encore ses propres fonctions le condamnent à une déchéance organique plus ou moins prochaine. Sans doute, comme le dit M. Raynaud (1), « l'hypertrophie est l'indice le plus certain de la réaction de l'organisme vivant contre les causes de destruction, » mais cet auteur ajoute aussitôt : « A mesure que le combat se prolonge, cette hypertrophie *tend manifestement à rester en deçà de ce qui serait nécessaire : elle est distancée.* » Par quoi donc? par les troubles fonctionnels des autres organes, il est vrai, fort souvent; par les troubles de l'innervation

(1) Loc. cit.

vasculaire, par l'asthénie cardio-vasculaire; par des complications; mais aussi, croyons-nous par des altérations intimes de sa substance. Tandis que les fibres musculaires gardées comme en réserve se hâtent, pour ainsi dire, de s'hypertrophier, on voit dans le voisinage, la déchéance organique commencer; bientôt elle prendra le pas sur l'hypertrophie et la mort sera inévitable.

Ces considérations nous expliquent comment le poids du cœur dans l'hypertrophie ne dépasse pas un chiffre maximum relativement peu élevé en proportion de son poids initial. Le cœur hypertrophié à l'extrême (cor bovinum) ne s'élève guère au delà de 1,000 grammes. On a cité, il est vrai, des chiffres monstrueux (King, 1.340 grammes; O' Brien Bellingham, 5 livres), mais nous croyons devoir nous en référer à la compétence de l'illustre Bouillaud, pour qui les chiffres dépassant 1 kilogramme ne sauraient être acceptés que comme une exagération ou comme une pesée faite avec les caillots intracardiaques. Pourquoi cette limite assez fixe en somme? sinon parce que le cœur est altéré régulièrement dans sa masse à mesure qu'il augmente de volume. Faut-il croire que l'hypernutrition providentielle n'a à sa disposition que quelques centaines de grammes de tissu musculaire pour lutter avantageusement contre les obstacles opposés à la circulation? En vérité, l'hypothèse de l'hypertrophie cardiaque *indéfiniment progressive* nous paraît trop peu soutenable, pour que nous prolongions la discussion. Par conséquent qu'on nous permette de conclure que l'on meurt non pas « faute d'une hypertrophie suffisante pour lutter avantageusement contre l'obstacle (1), » mais bien par suite des troubles fonctionnels et généraux, conséquence de l'asthénie cardio-vasculaire, et par suite des lésions intimes de la déchéance organique du cœur, en un mot *par suite de l'hypertrophie*. Nous espérons de la sorte, par une saine appréciation des faits, et par un ecclectisme raisonné autant que raisonnable, mettre d'accord deux théories importantes : l'*asthénie cardio-vasculaire* et l'*asystolie*, loin de s'opposer, se complètent mutuellement au contraire dans le plus grand nombre des cas. Assurément, on verra souvent, ainsi que l'a si bien montré M. Peter, un cœur en pleine période de cachexie cardiaque se contracter encore violemment en apparence, tandis que les vaisseaux, gorgés de sang ne fonctionnent déjà plus ; mais qu'on examine ce cœur, et l'on constatera que ses contractions inégales, ordinairement irrégulières (sauf peut-être dans les lésions aortiques), s'expliquent suffisamment et par le nombre considérable de faisceaux graisseux, atrophiés, fragmentés et par la cirrhose interstitielle étendue qui l'a envahi. Il s'agissait d'un cœur infirme, déjà profondément altéré : la moindre cause a suffi pour l'arrêter et éteindre définitivement la vie dans un organisme si gravement compromis par la cachexie cardiaque.

Nous ne reviendrons pas ici sur le mode de développement et l'origine de la cirrhose interstitielle diffuse du cœur ; nous renvoyons aux chapitres précédents.

(1) M. Raynaud. Loc. cit., p. 485.

Nous nous contenterons seulement de rappeler que la cirrhose cardiaque secondaire débute à une époque variable de la maladie. Tardive en général, mais progressive, lorsqu'elle ne se rattache pas à l'artérite chronique du cœur, elle est au contraire très-hâtive dans le cas de lésions vasculaires contemporaines du début de l'hypertrophie. Aussi dans ces cas, la dilatation des parois cardiaques est-elle très-rapide et l'hypertrophie plus ou moins modérée.

Nous avons vu comment la cirrhose cardiaque secondaire était généralement diffuse en îlots : ses conséquences sont remarquables. A mesure que l'hypertrophie se produit, bien loin de diminuer la capacité des cavités cardiaques, elle l'augmente. Les parois du cœur sont en effet distendues par le sang. Or, le muscle résiste bien au début, mais il est bientôt entouré par un tissu conjonctif hyperplasié puis fibreux, et les parois cardiaques perdant, malgré leur accroissement de volume, une partie de leur élasticité, cèdent sous l'effort continu qui les distend. C'est le tissu conjonctif interstitiel du cœur qui assure ainsi la dilatation des cavités. On peut expliquer de la sorte la dilatation *constante* des parois cardiaques dans les vieilles hypertrophies.

Il ne faut pas confondre ici la myocardite interstitielle chronique primitive dont l'origine est discutable, mais dont l'existence est bien démontrée avec la cirrhose secondaire. Cette myocardite chronique peut, au dire d'un grand nombre d'auteurs (Niémeyer, Parrot, Schrœtter, etc...), déterminer une hypertrophie du myocarde périphérique demeuré sain. « Dans ces cas, dit

M. Parrot (1), l'hypertrophie des parties restées saines survient comme une compensation à l'atrophie des parties malades. » Nous laissons aux différents auteurs toute la responsabilité de pareilles assertions. Nous nous contenterons de comparer nos faits aux leurs. Nous avons remarqué que dans le voisinage de la cirrhose cardiaque les faisceaux musculaires sont plus ou moins altérés, mais bien rarement volumineux.

Quoi qu'il en soit, dans les régions envahies par la cirrhose nous avons cru trouver bien plutôt de l'atrophie que de l'hypertrophie, quand les lésions étaient anciennes, et nous avons toujours pu établir ainsi la marche des altérations : jamais la cirrhose ne nous a paru primitive, toujours la désorganisation subie par les faisceaux musculaires permettait d'établir un ordre inverse, et de considérer la cirrhose interstitielle diffuse comme une manifestation secondaire avancée de la déchéance organique du cœur hypertrophié.

Tirons, en terminant ces considérations générales, quelques conséquences pratiques de nos recherches : et tout d'abord au point de vue du pronostic la cirrhose cardiaque assombrit encore davantage, si c'était possible, le tableau de l'avenir de l'hypertrophie cardiaque.

Tout en ménageant cette hypernutrition qui sera compensatrice des obstacles pendant un temps variable, il faudra cependant s'efforcer de la modérer, de ralentir sa marche.

Un moyen souvent utile consiste en révulsifs locaux

(1) Dict. encyclop. Cœur, art. *Hypertrophie*, p. 447.

appliqués sur la région précordiale. Si nous nous en rapportons à l'expérience d'un certain nombre d'auteurs, on peut tirer grand profit des vésicatoires, des ventouses scarifiées, et même des cautères appliqués dans la région précordiale. On peut espérer calmer l'irritation parfois excessive de l'organe en voie d'hypertrophie. On soulage ainsi manifestement, pour quelque temps du moins, les palpitations pénibles, les sensations de constriction et d'angoisse précordiales si souvent notées.

Quelques médicaments peuvent être administrés, à petites doses, dans le cas d'hypertrophie à marche plus ou moins rapide : l'iodure de potassium, l'arsenic, le bromure de potassium, paraissent rendre, dans certaines circonstances de signalés services.

Quelle que soit d'ailleurs la thérapeutique employée en face d'une hypertrophie secondaire, on ne devra jamais oublier que s'il est parfois utile de favoriser l'évolution d'une hypertrophie compensatrice de lésions établies, bien plus souvent peut-être il sera sage de modérer activement l'hypernutrition du cœur, afin de la prolonger le plus longtemps possible.

CONCLUSIONS.

Arrivé à la fin de notre travail, nous croyons pouvoir établir les conclusions suivantes :

1° L'hypertrophie secondaire du cœur consiste essentiellement, au début du moins, en une *hypernutrition progressive* des faisceaux primitifs ;

2° Cette hypernutrition, disséminée dans les départements atteints, est *irrégulière*; elle frappe d'une *manière inégale* les différents faisceaux, suivant une loi qui nous échappe mais qui ne semble se rattacher ni à la circulation intracardiaque ni au groupement des faisceaux secondaires;

3° Les faisceaux primitifs hypertrophiés ne nous ont jamais paru dépasser 31 à 32 μ;

4° Les noyaux musculaires participent à l'hypernutrition des faisceaux. Leurs déformations indiquent l'existence d'un processus irritatif dans l'intimité même de la substance musculaire ; mais cette irritation ne va jamais jusqu'à leur multiplication ;

5° L'*hyperplasie numérique* des faisceaux primitifs, si elle existe, ne peut être mathématiquement démontrée. En tous cas elle ne se révèle par aucune lésion histologique apparente ;

6° Deux périodes distinctes divisent l'étude des hypertrophies cardiaques secondaires : la première période, période d'hypernutrition musculaire, s'accompagne toujours d'une prolifération cellulaire interstitielle dont l'origine est variable suivant les cas ;

7° Dans la seconde période de l'hypertrophie, période de déchéance organique du cœur, des lésions profondes atteignent les faisceaux musculaires et le tissu conjonctif interstitiel. Les fibres musculaires dégénèrent (atrophie pigmentaire ou granulo-graisseuse, fragmentation des cellules myocardiques) ; le tissu conjonctif s'épaissit et donne lieu, par places, à une *cirrhose interstitielle diffuse des parois.*

8° L'origine de cette sclérose diffuse est variable suivant les cas et suivant les différents points du même organe (cirrhose d'origine endocardique ou péricardique, cirrhose périvasculaire, cirrhose interfasciculaire) ;

9° L'existence des lésions interstitielles dans les hypertrophies explique comment l'*hypertrophie dite providentielle* ne peut pas être indéfiniment progressive ;

10° Le cœur, comme tous les autres organes, est atteint, secondairement à ses propres lésions, par la déchéance organique qui frappe inévitablement tous les tissus, lorsqu'il existe un trouble permanent et progressif de l'appareil central de la circulation.

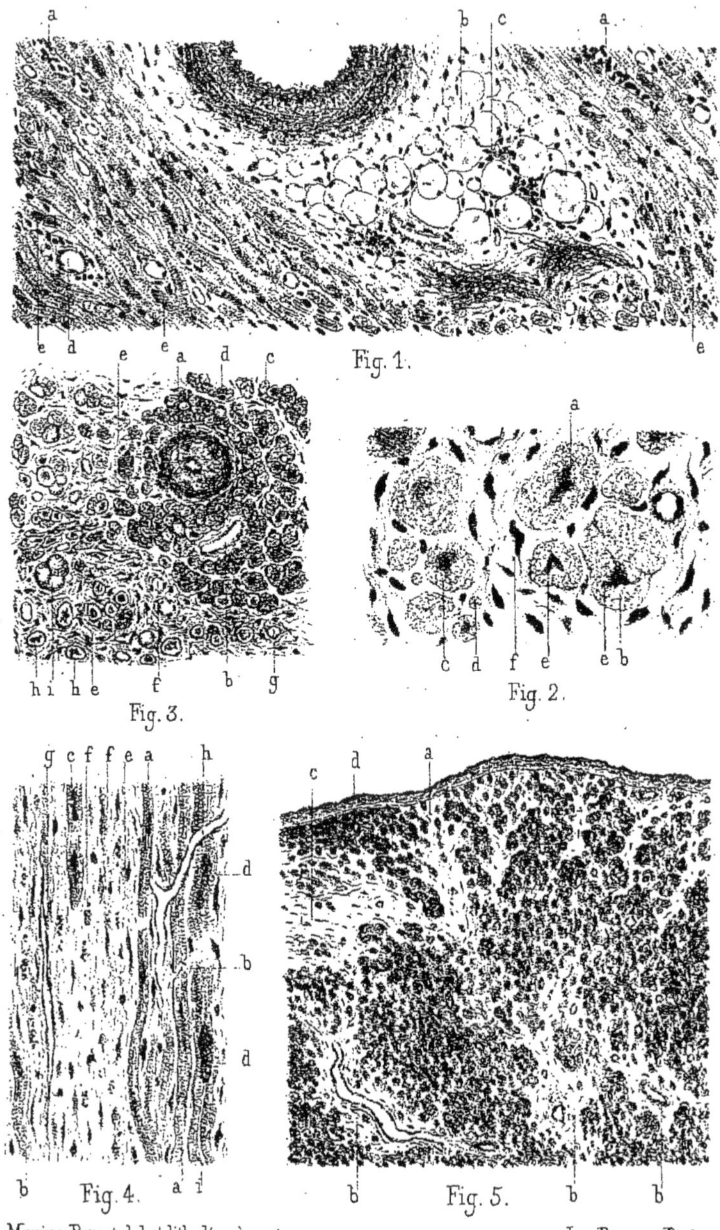

Fig. 1.

Fig. 2.

Fig. 3.

Fig. 4.

Fig. 5.

Marius Perret del. et lith. d'après nature.

Imp. Becquet, Paris.

EXPLICATION DES FIGURES.

FIGURE 1. — Hypertrophie cardiaque. Les faisceaux primitifs sont plus ou moins parallèles au plan de section.

a, Prolifération des noyaux du tissu conjonctif périfasciculaire.
b, Surcharge graisseuse du tissu conjonctif périvasculaire.
c, Accumulation de noyaux embryonnaires au milieu des lobules de graisse.
d, Petit vaisseau entouré d'un grand nombre de noyaux embryonnaires.
e, Noyaux musculaires déformés.

FIG. 2. — Hypertrophie cardiaque vue à un fort grossissement.

a, Faisceau primitif énorme.
b, Faisceau formé probablement par l'accollement de deux faisceaux primitifs, bien qu'on n'aperçoive sur la coupe qu'un seul noyau musculaire.
c, Faisceau primitif de volume moyen entouré par
d, Deux petits faisceaux primitifs qui ne sont peut être que des branches anastomotiques.
e, Noyaux musculaires rameux, volumineux, déformés, l'un a la forme d'un accent circonflexe, l'autre d'un triangle équilatéral.
f, Tissu conjonctif périfasciculaire. On aperçoit déjà un grand nombre de noyaux embryonnaires développés autour des faisceaux primitifs.

FIG. 3. — Hypertrophie cardiaque. Endartérite. Sclérose périfasciculaire.

a, Artère épaissie, envahie par l'endartérite. La lumière du vaisseau est considérablement rétrécie.

b, Veine normale.

c, Faisceaux primitifs et secondaires respectés par la sclérose, séparés seulement par quelques capillaires et quelques noyaux de tissu conjonctif peu abondants.

d, Quelques faisceaux primitifs ont cependant subi à leur centre la dégénérescence graisseuse.

e, Sclérose périfasciculaire dissociant les fibres musculaires tantôt isolément, tantôt par îlots. Un grand nombre de faisceaux ont subi la dégénérescence graisseuse. La sclérose vient se perdre jusque sur l'artère envahie par l'endartérite.

f, Capillaires isolés au milieu de la cirrhose cardiaque.

g, Fibres musculaires (faisceaux primitifs) isolées et graisseuses.

h, Fibres musculaires graisseuses dont on aperçoit le noyau intrafasciculaire irrégulier, volumineux, rameux.

i, Trois faisceaux primitifs réunis et presque confondus, et subissant séparément la dégénérescence graisseuse. On ne voit pas de noyau musculaire.

Fig. 4. — Hypertrophie cardiaque, cirrhose du cœur.

a, Faisceaux primitifs voisins de la cirrhose mais non envahis. Un certain nombre d'entre eux présentent des segmentations faites suivant les raies d'Éberth (*b*).

c, Faisceau primitif venant se perdre dans la cirrhose et offrant deux noyaux irréguliers séparés par une zone où la striation longitudinale et transversale a presque complétement disparu.

d, Noyaux musculaires, irréguliers, déformés, végétants, mûriformes, linéaires, etc.

e, Zone de sclérose où le tissu fibreux, dense, offre un grand nombre de noyaux embryonnaires, la plupart dirigés suivant l'axe des faisceaux primitifs voisins.

f, Fragments de tissu musculaire granuleux reconnaissable à son aspect brillant et à la direction générale des îlots isolés. Il s'agit de faisceaux primitifs en voie de régression granuleuse écrasés par la cirrhose périfasciculaire.

g, Capillaire sanguin isolé au milieu de la sclérose, mais perméable.

h, Capillaire normal serpentant au milieu des faisceaux musculaires.

i, Faisceau primitif paraissant divisé en 2 parties inégales par une fente longitudinale qui se détache du noyau (fente de Rindfleisch ?)

Fig. 5. — Hypertrophie cardiaque. Origine de la cirrhose périfasciculaire.

a, La cirrhose cardiaque se détache manifestement de la partie profonde de l'endocarde, en dissociant des îlots de faisceaux primitifs qui subissent sur quelques points la dégénérescence.

b, La cirrhose paraît être d'origine vasculaire. Elle isole les artérioles et les capillaires en formant autour de chaque vaisseau une zone fibreuse épaisse dans laquelle on aperçoit encore quelques rares faisceaux primitifs.

c, La sclérose cardiaque forme au milieu du myocarde des tractus fibreux qui n'offrent aucune corrélation apparente avec l'appareil vasculaire de la région. Les faisceaux primitifs sont atrophiés et dissociés dans une grande étendue.

d, Faisceaux primitifs sous endocardiques normaux et respectés par la cirrhose du voisinage.

TABLE DES MATIÈRES

Paris. — A. Parent, imp. de la Faculté de Médecine, r. M.-le-Prince, 29-31.

Paris. — A. PARENT, imprimeur de la Faculté de Médecine, rue M.-le-Prince, 29-31.

www.ingramcontent.com/pod-product-compliance
Ingram Content Group UK Ltd.
Pitfield, Milton Keynes, MK11 3LW, UK
UKHW020245220726
13923UKWH00002B/825

9 782019 287511